孟河费氏医案

费伯雄　费绳甫　著
朱建平　赵　阳　点校

学苑出版社

图书在版编目(CIP)数据

孟河费氏医案/〔清〕费伯雄,〔清〕费绳甫著;朱建平,赵阳点校.—北京:学苑出版社,2012.2(2019.3重印)
ISBN 978-7-5077-3949-7

Ⅰ.①孟… Ⅱ.①费…②费…③朱…④赵… Ⅲ.①医案-汇编-中国-清代 Ⅳ.①R249.49

中国版本图书馆 CIP 数据核字(2012)第 012939 号

责任编辑:黄小龙
出版发行:学苑出版社
社　　　址:北京市丰台区南方庄 2 号院 1 号楼
邮政编码:100079
网　　　址:www.book001.com
电子信箱:xueyuan@public.bta.net.cn
销售电话:010-67675512、67678944、67601101(邮购)
经　　　销:新华书店
印　刷　厂:北京画中画印刷有限公司
开本尺寸:880×1230　1/32
印　　　张:4.125
字　　　数:90 千字
印　　　数:3001—5000 册
版　　　次:2012 年 2 月第 1 版
印　　　次:2019 年 3 月第 2 次印刷
定　　　价:28.00 元

前　言

　　中医诊治疾病，重视因人因时因地制宜，讲究辨证论治。辨证论治是中医应对临床千变万化病情的基本理念，历代医家秉承这一理念，开展了大量鲜活的临床实践，积累了丰富的经验，这些宝贵经验在医案中得到集中的体现。所以，清代医家周学海说："宋后医书，惟案好看，不似注释古书，多穿凿也。"近代国学大师章太炎亦言："中医之成绩，医案最著。欲求前人之经验心得，医案最有线索可寻。寻此钻研，事半功倍。"

　　近代（1840～1949）在中医发展史上是一个具有极其特殊地位的时期。一方面，西方的坚船利炮打开了闭锁已久的天朝国门，外国的科学技术知识如同潮水般涌进了中国；另一方面，中国固有的传统医学也发展到了一个新的高度，温病学的发展，使得中医对外感热病的认识和治疗手段，有了巨大的突破。

　　此期出现了一大批名医，其代表群体如"孟河四家"费、马、巢、丁，"北京四大名医"萧龙友、孔伯华、汪逢春、施今墨等，他们不仅熟悉经典，精擅临床，名震当时，而且还兴办学校，教育人才，培养出一大批名医。如承费氏之学者，有余听鸿、陈景岐、费绳甫父子和薛逸仙等。承马氏之学者，如丁甘仁、贺季衡、邓星伯、沈奉江、赵竹泉等，对后世留下巨大的影响。丁甘仁则曾联合夏应堂、谢观于1917年创办中国第一所中医学校（后改名上海中医学院），开创中医教育新纪元；后又创办女子中医学校、《国医杂志》，发起成立"江苏中医学会"，并首任会长；开设沪南、沪北两所广益中医院，培养了程门雪、黄文东、盛梦仙、秦伯未、张伯臾等一批中医名家。

本次整理拟选取其中有特色的中医名家医案进行整理，包括"孟河四家"中影响最大的的费、丁二氏，江南医学世家第19代传人的御医陈莲舫，以治肝著称的王旭高，"北京四大名医"中的汪逢春。这些医案版本精良，要素完备，临床疗效卓著，医理分析丝丝入扣，理法方药给人启迪，经认真点校整理，可方便临床医生阅读参考。

点校者

2008 年 6 月 1 日于北京

整 理 说 明

费伯雄（1800～1879），字晋卿，先世于明末迁居武进（今属江苏）孟河，五世业医，高祖云庵，常与镇江名医王九峰切磋学问。少习举业，弱冠有文名，后舍儒从医。以擅治杂证享名数十年，咸丰、同治（1851～1874）年间名噪江南，远近求诊、问学者踵至。其论戒偏戒杂，主张"和治"、"缓治"，以平淡之法而获神效。常师东垣温补脾胃、丹溪壮水养阴之法，且重视饮食疗法。费绳甫（1851～1913），名承祖。费伯雄之孙。承家学，精于临证，求诊者日以百计。中年迁居上海。其治虚证别有心得，重视调和胃气。又以李东垣补阳，朱丹溪补阴，谓医者当吸取两家之长而弃其短，宗其法而不泥其方。用药以"切见症，切病原，切气候，切体质"为四要，谓"轻病用轻药，轻不离题；重病用重药，重不偾事。"

《孟河费氏医案》为费伯雄及其孙费绳甫医案合辑。费伯雄医案计20门，列有时病、疟、中风、痿、诸痛、肝气肝风、不寐、虚损、调养、风湿痰、咳、肿胀、呕吐呃、大小腑、妇科、儿科、外科、瘀伤、眼耳、喉科等门，载时病、中风、诸痛及妇、儿、外、喉等各科疾病，案语简洁，议论精辟。费绳甫医案计38门，列有伤寒、感冒、春温、湿温、冬温、大头瘟、疟、痢、霍乱、痧胀、中风、痿、痹、诸痛、情志、不寐、遗精、虚劳、脱、痰饮、咳哮喘、肺痈、黄疸、肿胀、噎膈、呃逆、吐血、尿血、便血、痔、二便不利、淋浊、遗尿、虫、奇病、妇科、儿科、喉科等门，分述伤寒、感冒、春温、湿温、奇病诸证。病案详尽，理法方药层次分明。擅用养胃阴法，于虚损病证颇有效验，对近现代中医临床有较大影响。

本次点校有几点说明：

1. 本书以 1964 年上海科技版《孟河费氏医案》为底本，其中《费绳甫先生医案》以上海中医药大学藏抄本为参校本。

2. 各版本不同时，选择采用本校、他校、理校等校勘方法。原著中冷僻的难读字，采用拼音加直音的方法注音；疑难词句，加以注释。如遇有缺笔残字，径予改正，不再出注。

3. 本书采用横排、简体、新式标点符号。原书竖排时，表示上文所用的"右"字，现均改为"上"字；表示下文所用的"左"字，均改为"下"字。底本中某些如"全福花""元参"等中药名称依据现代中药名称改为"旋覆花""玄参"，书中不再另行标注。

4. 为保持原著风貌，对书中涉及国家禁用的动、植、矿物药，不作删改，仅供参考；对原书使用的旧制计量单位，亦不作改动，可参照书末附录新旧计量单位换算表。

点校者

2008 年 6 月

目 录

费伯雄先生医案

费绳甫先生医案

费伯雄先生医案

孙费承祖绳甫　集

曾孙婿徐相任　校

再门人朱祖怡　注

一、时　病

营分受寒，治宜温里。

全当归　酒白芍　上肉桂　金香附　覆盆子　小茴香　小青皮　大丹参　台乌药　怀牛膝　煨姜　荞饼

风热上壅，先宜疏解。

老苏梗　薄荷叶　粉葛根　白茅根　荆芥穗　赤茯苓　新会皮　白蒺藜　连翘壳　香豆豉　甘菊花　夏枯草　淡竹叶

时毒重症，姑拟清解。

酒川连四分　紫马勃六分　粉葛根二钱　大力子二钱，打　赤茯苓二钱，青黛拌　白茅根五钱　连翘壳二钱　夏枯草一钱　天花粉二钱　生姜皮二钱　竹叶十张

祖怡注：此症偏身发斑，大者如拳，小者如豆，舌本老黄，边尖黄色。

夹滞春温，姑拟和解。

川雅连　车前子　粉葛根　粉丹皮　广藿香　淡吴萸　连翘壳　栝楼仁　青防风　陈广皮　荸荠　白茅根　薄荷叶　细青皮

春温重症，先宜疏解。

广藿梗一钱　车前子二钱　制半夏一钱　细青皮一钱　陈广皮一钱　粉葛根二钱　焦谷芽三钱　淡豆豉三钱　薄荷叶一钱　赤茯苓三钱　净连翘一钱半　佛手片五分　白茅根五钱

时邪发呃，宜降逆和中。

酒炒黄连四分 淡吴萸三分 赤茯苓三钱 广藿梗一钱 新会皮一钱 制半夏一钱半 广木香五分 春砂仁一钱 佩兰叶一钱 白蒺藜三钱 粉葛根二钱 佛手片五分 姜竹茹五分

邪滞结胸,壮热,神昏谵语,舌焦起刺,面目红赤。此热入包络、滞郁胃中所致,症极沉重。姑拟清神导滞,以望转机。

大丹参二钱 真琥珀一钱 柏子仁二钱 川雅连五分 江枳壳一钱 黑山栀一钱 薄荷叶一钱 川厚朴一钱 连翘壳一钱半 细青皮一钱半 灯芯三尺 荸荠三枚

二、疟

疟疾余邪未清,尚宜和解。

广藿香 赤茯苓 苡仁 老苏梗 威灵仙 陈橘红 制半夏 春砂仁 薄荷叶 粉前胡 荷叶 粉葛根 川贝母 鲜姜皮

三、中 风

风门有四,首重偏枯。就偏枯一门,又有中络中经、中脏中腑之别。恙起于右体不仁,大筋软缩,手指屈而不伸,风痰流窜经络,其脉两尺虚细,关左弦右滑。急宜养血祛风,化痰涎,利关节。

大生地 当归身 杭白芍 生白术 川独活 甜瓜子

化橘红　姜半夏　川断肉　汉防己　嫩桑枝　怀牛膝　虎胫骨　生姜　红枣

人之一身，大俞十有二经，络三百五十三溪，全赖营血灌输，方能转运。操劳太过，营分大亏，外风乘虚袭入内络，以致作痛，不能屈伸。积湿着脾，故两腿尤重着。痛风大症，不易速瘳。宜养血祛风，化痰通络，渐望轻减。

大生地四钱　当归身二钱　酒白芍一钱半　金毛脊二钱　甜瓜子三钱　化橘红五分　制半夏一钱　怀牛膝二钱　酒独活一钱　广木香五分　川断肉二钱　晚蚕砂三钱　苡仁一两　红枣五枚

脉来右部细弦而滑，营血不足，肝风内动，驱脾经之湿痰上升，流窜筋节，大有中风之势。急宜养血祛风，化痰利节。

炙生地　川断肉　云茯苓　法半夏　新会皮　冬白术　杭白芍　左秦艽　当归身　广木香　冬瓜子　晚蚕砂　苡仁　生姜　红枣

祖怡注：先生云，中风之症，皆由气血损亏，外风乘隙而入，便当着意调营，使风从卫出。又或痰火内蕴，外风乘之，便当清营化痰，熄风理气，是以诸案皆用血药。一法着意调营，使风从卫出。一法清营化痰，熄风理气。其治肢节痛，亦复如是。治肝亦用血药。

四、痿

营血不足，脾有湿痰，腿足无力，久延成痿。宜养血舒筋，化痰利湿。

炙生地　全当归　杭白芍　怀牛膝　金毛脊　川独活
左秦艽　川续断　法半夏　化橘红　广木香　甜瓜子　嫩桑
枝　生苡仁　生姜　红枣

先天本亏，血不养筋，风入节络，足趾下垂，不能步
履。痿躄大症，不易速瘳。姑拟养血祛风，壮筋利节。

炙生地　当归身　杭白芍　川断肉　炙虎胫骨　川独活
金毛脊　左秦艽　汉防己　晚蚕砂　怀牛膝　甜瓜子　丝瓜
络　红枣

虚体夹风，下部瘫痪。宜培肝肾，兼和筋节。

炙生地　当归身　杭白芍　肉苁蓉　川断肉　川独活
金毛脊　怀牛膝　虎胫骨　广木香　川杜仲　红枣　汉防己
嫩桑枝　荞饼

五、诸　痛

肝胃气疼，宜和营畅中。

全当归　云茯苓　焦白术　延胡索　台乌药　白蒺藜
细青皮　陈广皮　春砂仁　怀牛膝　金橘饼　生姜　广木香
佩兰叶

营血久亏，肝气上升，犯胃克脾，胸腹作痛。治宜
温运。

当归身　杭白芍　上瑶桂　延胡索　焦白术　云茯苓
佩兰叶　广郁金　细青皮　白蒺藜　广木香　春砂仁　降香
叶　佛手片

胸腹作痛，为时已久，常药罔效，权用古方椒梅丸加味

主之。

当归身二钱　杭白芍一钱　真安桂四分　毕澄茄一钱　瓦楞子三钱　小青皮一钱　延胡索二钱　广木香五分　春砂仁一钱，打　乌药片一钱　新会皮一钱　刺蒺藜三钱　焦乌梅一粒　花椒目廿四粒

祖怡注：此用古方而不泥于古方，宝之。

六、肝气肝风

肝风上升，头目不爽，肝气犯胃，中脘不舒。宜柔肝熄风，兼调胃气。

当归身　杭白芍　香抚芎　白蒺藜　川郁金　明天麻甘菊花　细青皮　石决明　广木香　春砂仁　佩兰叶　陈广皮　佛手片　降香

营血久亏，肝气上升，犯胃克脾，胸腹作疼。治宜温通。

当归身　白蒺藜　春砂仁　延胡索　杭白芍　广郁金广木香　云茯苓　上官桂　焦白术　细青皮　佩兰叶　佛手片　降香片

脾为湿土，以升为健；胃为燥土，以降为和。肝木横亘于中，上犯胃经，下克脾土，以致胸腹不舒，甚则作吐作泻。宜柔肝和中化浊。

当归身　白蒺藜　陈橘皮　川厚朴　广郁金　焦白术春砂仁　台乌药　云茯苓　细青皮　佩兰叶　广木香　白檀香　金橘饼

祖怡注：以上各方皆用血药，此先生治肝之法也。

营血久亏，肝风内动，头目作眩。宜调营柔肝。

炙生地　当归身　杭白芍　香川芎　陈橘红　明天麻
杭菊花　石决明　春砂仁　川断肉　制半夏　川独活　嫩桑
枝　荞饼

肝者将军之官，其体阴，其用阳，故为刚脏。水不滋
木，肝阳上升，头眩心悸，有时怔忡，实为肝病。宜滋肾柔
肝、熄风化痰之治。

炙生地　青龙齿　制半夏　杭菊花　嫩桑枝　柏子仁
大丹参　杭白芍　石决明　红枣　潼蒺藜　白蒺藜　当归身
云茯神　陈橘红　金橘饼

营血久亏，肝风内动。宜养阴调营。

潼蒺藜　霜桑叶　左牡蛎　杭菊花　石决明　白蒺藜
云茯苓　春砂仁　当归身　荷叶　南沙参　杭白芍　怀山药
合欢皮　金橘饼

肝阳上升，肺胃不和，不时呛咳，头角作痛。姑拟柔肝
熄风，兼清肺胃。

羚羊角　杭菊花　象贝母　桑白皮　潼沙苑　南沙参
云茯苓　苡仁　全当归　生石决　大丹参　霜桑叶　白蒺藜

营血大亏，肝风内动，不时呛咳，头目作眩。宜养阴调
营，熄风化痰。

南沙参　白苏子　女贞子　甜杏仁　潼蒺藜　石决明
化橘红　杭菊花　白蒺藜　云茯苓　苡仁　当归身　象贝母
桑白皮

肾水久亏，肝阳上僭，肝营不足，发脱目昏。宜养阴调
营，以滋肝木。

南沙参四钱　怀山药四钱　杭白芍一钱　炙生地四钱　石决明六钱　杭甘菊一钱　霜桑叶一钱　黑芝麻三钱　当归身一钱半　净蝉衣一钱　云茯神三钱　谷精草一钱半　福橘饼三钱

两尺虚细，左关独弦，右部浮滑。水不滋木，肝阳上升，肺胃不和，脾土困顿。先宜培土生金，后再峻补。

南沙参　柏子仁　潼沙苑　黑料豆　全当归　云茯苓　夜合花　大丹参　川石斛　女贞子　怀山药　陈皮白　金橘饼

营血大亏，肝阳太旺，四肢枯燥。宜养阴调营。

全当归　大丹参　怀牛膝　广木香　陈广皮　川厚朴　江枳壳　栝楼仁　广郁金　佩兰叶　细青皮　合欢皮　降香片　金橘饼

脉来左弦右滑，肝风内动，驱痰上升，不时呛咳，入夜则厥。抱恙日久，不易速瘳。急宜养血祛风，化痰通络。

南沙参　大丹参　云茯神　石决明　麦门冬　川贝母　天竺黄　法半夏　明天麻　甘菊花　炙僵蚕　化橘红　光杏仁

胃之大络，名曰虚里，入脾而布于咽。肝气太强，上犯虚里，中脘不畅，作哕舌灰，职是故也。至于肢节流窜作痛，甚则发厥，肝风所致。宜养血柔肝，和胃通络。

当归身　杭白芍　大丹参　玫瑰花　化橘红　制半夏　白蒺藜　春砂仁　川断肉　川独活　怀牛膝　左秦艽　川厚朴　晚蚕砂　佛手片　甜瓜子

七、不　寐

肝营久亏，肝阳渐动，风火上升，心神烦扰，夜寐不安。盖人卧则魂藏于肝，肝阳不平，则寐不安也。拟真珠母丸加减，渐望安适。

石决明　青龙齿　大丹参　大生地　云茯苓　春柴胡　南薄荷　沉香片　柏子仁　夜合花　橘皮白　佩兰叶　白蒺藜　台乌药　毛燕窝　荞饼　鲜藕

人卧则魂藏于肝，魄藏于肺，肝阳鼓动，则肺气不清，夜寐不安，心神烦扰，乃肝肺不相接洽，非山泽不交之例。拟柔肝肃肺，安养心神，渐冀痊可。

真珠母　苍龙齿　云茯神　炙生地　川贝母　夜合花　柏子仁　上降香　川石斛　大丹参　薄荷叶　栝楼皮　红枣　鲜藕　荞饼

两天不足，心肾失交，夜寐不宁，动则头汗，甚则作渴。脉右强左弱，或时五至，似数非数。久虚之质，峻补不受，偏胜亦忌，参以开合法，煎丸并进，渐可安康，久服延年，良非诬说也。

天门冬　炙生地　云茯神　焦白术　大丹参　云茯苓　潞党参　白归身　生牡蛎　煅龙齿　新会皮　春砂仁　夜合花　福橘饼　奎红枣

如作丸，以橘饼、红枣二味煎汤泛丸，气分药可加重。

八、虚 损

水不滋木，肝阳上升，肺胃受克。失血之后，不时呛咳，饮食不加，势将成损。姑拟壮水柔肝，清肃肺胃。

天门冬　麦门冬　怀山药　茜草根　象贝母　海蛤粉　南沙参　生龟版　参三七　女贞子　苦杏仁　北沙参　潼沙苑　黑料豆　桑白皮　莲子肉

水不滋木，肝火克金，呛咳咯血，势将成损。急宜介类以潜阳。

天门冬　麦门冬　败龟版　左牡蛎　茜草根　甜杏仁　潼沙苑　南沙参　象贝母　女贞子　毛燕窝　栝楼皮　海蛤粉　桑白皮　怀牛膝

肝阳上升，肺金受克，呛咳漫热，症入损门。姑拟清养。

南沙参　北沙参　怀山药　白归身　女贞子　潼沙苑　杏仁泥　川贝母　陈橘红　合欢皮　麦门冬　毛燕窝　莲子肉

肝火克金，咽痛音暗，呛咳日久，损症渐成。姑拟清养。

南沙参　天门冬　麦门冬　鲜首乌　栝楼皮　甜川贝　女贞子　海蛤粉　潼沙苑　桑白皮　石决明　杭菊花　杏仁泥　淡竹叶　鸡子清

一水能济五火，肾是也；一金能行诸气，肺是也。肾为下渎，肺为上源，金水相涵，方能滋长。今诊脉象二尺虚细，左关独弦，右部浮芤，水不滋木，肝阳上升，肺金受克，呛咳漫热，甚则咯血，势将成损。姑拟壮水柔肝，清养肺肾。

天麦冬　川贝母　女贞子　南北沙参　杏仁泥　茜草根　怀牛膝　栝楼皮　毛燕窝　川石斛　潼沙苑　鲜藕

肝火上升，肺金受克，咳嗽音暗，症入损门。急宜清养。

南沙参　栝楼皮　川贝母　女贞子　北沙参　杏仁泥　桑白皮　潼沙苑　生龟版　天门冬　麦门冬　怀山药　淡竹叶　鸡子清

一水能济五火，一金能行诸气，肾为下渎，肺为上源，金水相涵，方能滋长。今诊脉象两尺虚细而数，左关细弦而数，右部浮芤而数。失红之后，呛咳漫热，大肉消瘦。盖肾水久亏，肝阳无制，熏灼肺金，损症已成，实非轻浅。勉拟壮水柔肝、清养肺胃之法，竭力挽救。

天门冬　麦门冬　北沙参　潼沙苑　败龟版　旱莲草　左牡蛎　生甘草　川石斛　怀山药　女贞子　毛燕窝　川贝母　莲心

九、调　养

营卫平调，化痰调气。

人参　云茯苓　生白术　当归身　黑料豆　杭白芍　川杜仲　陈橘红　制半夏　春砂仁　广郁金　玫瑰花　夜合花　金橘饼　广木香

养阴调营，兼化痰软坚之治。

南沙参　云茯苓　大丹参　陈橘红　制半夏　左牡蛎
象贝母　柏子仁　夜合花　全当归　炙僵蚕　金橘饼　红枣

营血久亏，肝胃不调，宜养阴调营之治。

南沙参　云茯苓　苡仁　当归身　白蒺藜　潼沙苑　川
石斛　怀牛膝　柏子仁　象贝母　甜杏仁　大丹参　合欢皮
莲子肉

祖怡注：此症脉多弦硬，去年曾经吐血。肝胃不调与肝
胃气痛方中，皆用血药。此方治肝虚，故不用破气药。

养阴调营，参以清肃。

鲜首乌　天门冬　麦门冬　白玉竹　光杏仁　南沙参
栝楼皮　女贞子　象贝母　桑白皮　北沙参　黑料豆　海蛤
粉　去心莲子

清滋太过，胃气反伤，拟培土生金，兼和营调胃之治。

南沙参　云茯苓　冬白术　苡仁　化橘红　女贞子　潼
沙苑　合欢皮　全当归　怀牛膝　杏仁泥　莲子肉　桑白皮
川贝母

十、风湿痰

风湿相乘，遍身发痒。宜养血祛风，兼以利湿。

南沙参　全当归　杭白芍　大生地　五加皮　地肤子
梧桐花　赤茯苓　怀牛膝　嫩桑枝　生白术　生熟苡仁
红枣

风湿相乘，流窜四末。宜和营熄风，兼以利湿。

全当归　赤茯苓　大胡麻　豨莶草　怀牛膝　赤白芍
茅苍术　五加皮　地肤子　梧桐花　嫩桑枝　川黄柏　生

甘草

风痰上升，筋脉牵掣。宜柔肝熄风①，兼化痰通络。

生石决八钱　紫丹参三钱　麦门冬一钱半　云茯神三钱　炙僵蚕一钱半　甘菊花二钱　明天麻八分　象贝母二钱　天竺黄六分　制半夏一钱　陈橘红五分　左秦艽一钱　双钩藤二钱

风痰上升，阻塞灵窍，不能语言。宜清养心神，熄风化涎。

天竺黄六分　大丹参三钱　云茯神二钱　杭麦冬一钱半　胆南星六分　陈橘红一钱　杭甘菊二钱　光杏仁三钱　白蒺藜三钱　大贝母二钱　石决明八钱　灯芯三尺　鲜竹沥二大匙

祖怡注：肝风之上升者，皆用决明、杭菊以熄风。

脉来左弦右滑，风与痰乘。宜固本中，参以化浊。

当归身　云茯苓　冬术　光杏仁　嫩桑枝　甘菊花　川贝　陈橘红　佩兰叶　荷叶　生熟苡仁

肺气不降，脾有湿痰，上为呛咳，下则溏泄。宜培土生金，参以和中化浊。

当归身　冬白术　云茯苓　台乌药　桑白皮　白苏子　象贝母　江枳壳　小青皮　陈橘红　车前子　生苡仁　生姜　冰糖

肺气不降，肾气不纳，脾有湿痰。治宜培土生金，降纳肾气。

南沙参　桑白皮　象贝母　苦杏仁　川杜仲　黑料豆　当归身　怀牛膝　黑沉香　紫苏子　陈橘红　苡仁　莲子肉　云茯苓

① 风：原作"中"，按文义改。

十一、咳

初诊：脉来左弦右滑，肝风驱痰上升，呛咳气逆，喉闷作梗，系阴分不足故也。宜清泄上焦法。

南沙参　桑白皮　苦杏仁　甘菊花　麦门冬　制半夏　象贝母　杭白芍

二诊：脉来弦象渐平，呛咳亦减。宜宗前法，更进一筹。

南沙参　陈橘红　栝楼皮　川杜仲　全当归　云茯苓　左牡蛎　川贝母　旋覆花　桑白皮　怀牛膝　冬白术　甜杏仁　莲子肉

肝营不足，肝气太强，上犯肺胃，呛咳日久，经治虽已获效，旋以疟后失于调养，肝营更亏。急宜调营柔肝，兼治肺胃。

当归身　川贝母　杏仁泥　大丹参　杭菊花　石决明　怀山药　合欢皮　潼沙苑　莲子肉　云茯苓　桑白皮　陈橘红　柏子仁

营血大亏，肝风内动，不时呛咳，头目作眩。宜养阴调营，熄风化痰。

南沙参　云茯苓　苡仁　当归身　潼白蒺藜　女贞子　甜杏仁　象贝母　陈橘红　杭菊花　桑白皮　石决明　白苏子

水不滋木，肝阳上升，不时呛咳，头目不清，腰膝乏力。急宜壮水柔肝，佐以清肃。

桑白皮　怀牛膝　净蝉衣　金毛脊　南沙参　肥天冬　杏仁泥　川杜仲　陈橘红　炙生地　女贞子　栝楼皮　杭菊花　谷精草

肺肾阴亏，肝阳独旺，上升犯肺，呛咳夹红，久延入损，急宜清养。

南沙参　桑白皮　怀山药　光杏仁　潼蒺藜　云茯苓　茜草根　女贞子　栝楼皮　怀牛膝　麦门冬　象贝母　生藕节

肺胃不和，脾多痰湿，失血之后，呛咳而喘。宜培土生金，参以肃降。

南沙参　云茯苓　苡仁　麦门冬　桑白皮　栝楼皮　参三七　怀牛膝　茜草根　杏仁泥　川贝母　陈橘红　旋覆花　莲子肉

十二、肿　胀

脾湿成胀，脐突筋青，背平腰满，腹大如鼓，症极沉重。姑拟温运脾阳，和中化浊。

全当归　广木香　云茯苓　降香片　炮附子　佛手片　川厚朴　怀牛膝　新会皮　大丹参　车前子　细青皮　苡仁　冬瓜子　冬瓜皮　川通草

脾有湿热，腹肿囊肿，症势极重。姑拟健脾分消。

连皮苓　大腹皮　细青皮　新会皮　广木香　大砂仁　佩兰叶　台乌药　焦茅术　川牛膝　川厚朴　车前子　佛手片　煨姜

本属虚体，积湿下注，阴囊肿。宜调养中，参以分利。

全当归　苡仁　五加皮　梧桐花　京赤芍　地肤子　细青皮　川牛膝　赤茯苓　豨莶草　台乌药　怀牛膝　车前子

本属虚体，积湿下注，阴囊肿痛。宜调中，参以分利。

全当归　赤芍药　赤茯苓　生苡仁　梧桐花　豨莶草五加皮　小青皮　车前子　嫩桑枝　川牛膝　怀牛膝　地肤子　台乌药　荞饼

十三、呕吐呃

肝胃呕吐。治如时邪呕吐加减出入。

川雅连　白蒺藜　川厚朴　云茯苓　广木香　淡吴萸广藿香　佩兰叶　陈广皮　春砂仁　广郁金　佛手片　细青皮　淡竹茹

胃之大络曰虚里，入于脾而布于咽。肝气太横，虚里受病，不时作吐。宜调营柔肝，兼和胃气。

当归身　焦白术　云茯苓　陈广皮　佩兰叶　广郁金制川朴　春砂仁　白蒺藜　台乌药　白檀香　佛手片　玫瑰花

营血久亏，肝木太强，克脾犯胃，脘腹作痛，食入作吐，久延有噎膈之虞。宜养血柔肝，调和胃气。

全当归　大丹参　杭白芍　怀牛膝　广郁金　白蒺藜川厚朴　降香片　制半夏　陈广皮　春砂仁　广木香　玫瑰花　大橘饼

时邪发呃，宜降逆和中。

川雅连四分　淡吴萸三分　赤茯苓三钱　新会皮一钱　制半夏一钱半　广木香五分　佩兰叶一钱　白蒺藜三钱　粉葛根二钱　姜竹茹五分　广藿粳一钱　春砂仁一钱　佛手片五分

十四、大小腑

下利日久，肠胃失和。宜固本中，参以化浊。

炒党参　云茯苓　苡仁　全当归　新会皮　台乌药　江枳壳　大丹参　合欢皮　车前子　福橘饼　赤芍药　柏子仁　红枣　荷叶

中脘较舒，惟大便硬结，宜和营化浊。

全当归　大丹参　怀牛膝　广木香　川厚朴　江枳壳　栝楼仁　川郁金　小青皮　合欢皮　福橘饼　降香片　陈广皮　佩兰叶

湿热下注，治宜清利。

天门冬　小生地　大丹参　粉草薢　瞿麦穗　苡仁　怀牛膝　粉丹皮　细木通　车前子　天花粉　福泽泻　灯芯

营血本亏，夹有湿热。宜和中利湿。

全当归　杭白芍　赤茯苓　苡仁　地肤子　梧桐花　陈广皮　春砂仁　茅苍术　怀牛膝　川黄柏　佩兰叶　赤芍药　嫩桑枝　红枣

阴分本亏，夹有湿热。宜调养中，夹以分利。

全当归　川黄柏　大胡麻　苡仁　豨莶草　赤茯苓　肥玉竹　地肤子　赤芍药　茅苍术　生甘草　梧桐花　槐枝

湿浊壅于州都，气不宣化，小溲难涩。宜和营理气，兼化湿浊。

当归身　上肉桂　小青皮　川郁金　赤茯苓　瞿麦穗　怀牛膝　车前子　陈广皮　冬瓜子　佛手片　大丹参　川通草　降香　苡仁煎，代水

阴分久亏，湿热下注，溲溺作痛。治宜清利。

南沙参　天门冬　赤茯苓　生苡仁　粉萆薢　鲜首乌　车前子　瞿麦穗　川石斛　天花粉　甘草梢　怀牛膝　细木通　粉丹皮

脾肾两亏，小溲淋漓。宜固本和中，兼纳下元。

潞党参　川杜仲　焦白术　桑螵蛸　补骨脂　全当归　陈广皮　云茯苓　杭白芍　佛手柑　黑料豆　佩兰叶

营血不足，肝木太旺，上犯肺胃，下克脾土，积湿下注，致成石淋。宜养阴运脾，兼以分利。

天门冬　细生地　云茯苓　车前子　女贞子　南沙参　川萆薢　柏子仁　川通草　生苡仁　全当归　怀牛膝　红枣

十五、妇　科

男以肾为先天，女以肝为先天。盖缘肝为血海，又当冲脉，故尤为女科所重。营血久亏，肝气偏胜，冲脉受伤，每遇行经，尻胯作痛。抱恙日久，不易速瘳。急宜养血柔肝，和中解郁。

全当归　杭白芍　茺蔚子　大丹参　玫瑰花　制香附　黄郁金　台乌药　云茯苓　冬白术　怀牛膝　蕲艾绒　合欢皮　降香片　荞饼

女以肝为先天，肝为血海，又当冲脉，故为女科所重。营血久亏，风阳内动。宜养阴调营，柔肝熄风。

南沙参　广皮白　甘菊花　苍龙齿　云茯苓　白归身　夜合花　白蒺藜　怀山药　大丹参　生石决　川郁金　莲子肉　毛燕窝

调营理气，兼暖子宫。

白归身　香抚芎　小胡麻　陈广皮　杭白芍　覆盆子　大丹参　广木香　白蒺藜　白茯苓　蕲艾绒　制香附　福橘饼　降香片

祖怡注：此症血分干虚。

初诊：血亏脾弱，寒阻气分，胸腹屡闷，内热日甚，头目重着，肢节酸疼。治宜祛寒利气。

酒炒当归二钱　酒炒牛膝二钱　酒炒独活一钱　连皮茯苓三钱　焙青蒿子三钱　炒甜瓜子三钱　酒炒丝瓜络三钱　酒炒羌活一钱　功劳叶露一两,冲服　紫大丹参二钱　粉牡丹皮二钱　生香谷芽三钱

二诊：肝气渐舒，寒邪已透，内热肢酸减半。惟血亏脾弱，脘闷头晕，夜半体燥，节络酸软。尚宜养血柔肝，兼培脾土。

前方去二活、茯苓，加香川芎一钱、海蛤粉四钱、川贝母三钱、川石斛三钱、竹茹一钱。

祖怡注：妇人咳嗽潮热，纳谷不香，痨象已见，经血尚未闭者，伯雄先生有一治验方，余曾用之，屡试屡验。吾邑王植卿夫人患骨蒸痨病，一年有余，遍请名医诊治，迄无效验，改延先生，前后共服此方二十余剂，病即霍然。方案如上。

初诊：怀孕八月，气郁阻中，暑风外迫，猝然发厥，神昏不语，目闭口噤，柔痉不止，卧不着席，时时齘齿。《金匮》云：痉为病，胸满口噤，卧不着席，脚挛急，必齘齿，可与大承气汤。但系胎前身重之际，当此厉病，断难用大承气法。然不用承气，症属难挽。如用承气而胎欲下动，亦断无生理。势处两难，但不忍坐视。先哲云：如用承气，下亦毙，不下亦毙，与其不下而毙，不若下之，以冀万一之幸。既在知已，不得已而勉从古法立方，以慰病家之心，亦曲体苦衷矣。

川纹军四钱，生磨汁　净芒硝二钱　酒炒当归三钱　姜炒川厚朴一钱　炒枳实一钱　大丹参片五钱　盐水炒杜仲一两　高丽参四钱　陈仓米一合

二诊：昨方进后，幸胎未动，诸症悉退。盖前方乃系涤热，而非荡实，故孕安而邪亦净。但舌色微红少津，是因暴病大伤，未能骤复。法宜养心和中，能恬淡自畅，调摄得宜则可也。

青蒿梗　佩兰梗　炙甘草　大丹参　白归身　香白薇　怀山药　真建曲　法半夏　广陈皮　南沙参　川杜仲　赤茯苓　乳荷梗　红枣　陈仓米

祖怡注：此道光二十六年①东下塘探花第刘宅二十六岁上案。

阴分久亏，肝阳上僭，乳中起核，呛咳头痛。宜养阴调营，柔肝保肺。

南沙参　栝楼皮　杭白芍　桑白皮　云茯苓　象贝母

---

① 底本作"廿六年"。

潼蒺藜　降香片　苡仁　左牡蛎　白蒺藜　荞饼　白归身
夜合花　杭菊花

水不滋木，肝阳上升，乳中起核。宜培土生金、化痰软坚之治。

南沙参　怀山药　象贝母　炙僵蚕　云茯苓　白归身
陈橘红　黑料豆　女贞子　制半夏　栝楼皮　左牡蛎　红枣
荞饼

十六、儿　科

小儿肺痈，症势甚笃。姑拟清肃。

蒸百部　合欢皮　生苡仁　陈橘红　石决明　栝楼皮
麦门冬　桑白皮　南沙参　怀牛膝　象贝母　甜杏仁　竹叶

两天不足，风阳上升，致成解颅，筋节酸软。宜调营和中，兼以熄风和络。

全当归　杭白芍　云茯苓　焦白术　金毛脊　川续断
川独活　左秦艽　怀牛膝　嫩桑枝　甜瓜子　甘菊花　川杜
仲　生姜　红枣

两天不足，致成龟背。宜调营卫，兼利经络。

潞党参　云茯苓　冬白术　杭白芍　春砂仁　白归身
川独活　金毛脊　川断肉　左秦艽　嫩桑枝　陈广皮　黑料
豆　荞饼

十七、外　科

火毒上攻，治宜清降。

鲜首乌　天门冬　生蒲黄　人中黄　南沙参　杏仁泥　象贝母　桑白皮　生石决　天花粉　甘菊花　粉丹皮　栝楼皮　淡竹叶

虚人夹湿热，久患脏毒，肛旁有管不合，宜常服丸方。

晒生地一两　晒当归八钱　炒怀山药一两半　胡黄连五钱　生甘草八钱　灯芯拌琥珀屑六钱　象牙屑八钱　炙刺猬皮一张　上血竭五钱　生米仁一两半　净白占①五钱

依法取末，糯米一合煮饭，和黄牛胆一个糊丸。每早淡盐汤送下三钱。忌姜、椒、葱、蒜、江鲜发物，慎房帏尤妥。

洗痔疮方，脱肛亦可用。

全当归四钱　炙甘草八分　江枳壳三钱　绿升麻一钱半　荔枝草四两

祖怡注：绳甫先生以银花三钱易荔枝草，因该草不易得也。炙甘草、升麻增至各三钱。

治湿火炽甚，广疮煎方。兼治面部。

人中黄八分　炙冬花三钱　大杏仁三钱　大贝母三钱　天花粉三钱　粉丹皮一钱半　大力子二钱　夏枯草二钱半　马勃六分　金银花二钱　栝楼皮三钱　土茯苓二两　淡竹叶廿张

————————

① 净白占：即白蜡。

常服加减八珍化毒丹。

大濂珠二钱　真牛黄二钱　真琥珀二钱　大海片二钱　人中白二钱　飞朱砂一钱　真川贝三钱　白飞面四钱

相任注：上二方皆名贵良药，至堪珍视。

十八、瘀　伤

伤力受寒，和中利节。

全当归　云茯苓　焦白术　广陈皮　广木香　川断肉左秦艽　怀牛膝　金毛脊　川独活　春砂仁　金橘饼　生姜

伤力停瘀，夹有湿热。宜和营通络之治。

全当归　大丹参　怀牛膝　苡仁　云茯苓　佩兰叶　川续断　川独活　左秦艽　台乌药　陈广皮　春砂仁　佛手片嫩桑枝

扶土和营，去瘀伤，利筋节，兼畅气机。

全当归　云茯苓　冬白术　怀牛膝　川断肉　骨碎补金毛脊　杜红花　陈广皮　广木香　左秦艽　生姜　红枣

右腿跌伤已久，迄今作痛，每遇阴雨节令殆甚。宜养营卫，兼利节络。

潞党参　云茯苓　焦白术　怀牛膝　炙生地　川断肉川独活　杭白芍　广木香　金毛脊　当归身　杜红花　嫩桑枝　生姜　红枣

肺胃两伤，治宜清养。

南沙参　甜杏仁　象贝母　刘寄奴　北沙参　生苡仁怀牛膝　麦门冬　栝楼皮　茜草根　女贞子　云茯苓　藕节

桑白皮

　　祖怡注：此症曾见吐血，刻虽不吐，尚有积瘀在胃。

　　肺胃两伤，姑拟清养。

　　鲜首乌　云茯苓　光杏仁　陈橘红　栝楼仁　象贝母
桑白皮　白苏子　青篙　半夏　石决明　荷叶

　　肺胃两伤，筋节不利。宜养阴，参以通络。

　　南沙参　云茯苓　苡仁　光杏仁　桑白皮　栝楼皮　怀
山药　怀牛膝　女贞子　川断肉　甜瓜子　象贝母　金毛脊

十九、眼　耳

　　二天并培，化痰明目。

　　人参　冬白术　云茯苓　川杜仲　当归身　杭白芍　怀
牛膝　川续断　谷精珠　净蝉衣　甘菊花　象贝母　仙半夏
陈橘红　红枣

　　水不涵木，肝阳上升，两目肿痛。宜养阴调营，明目
发光。

　　羚羊角　生石决　净蝉衣　谷精珠　南沙参　炙生地
怀山药　云茯苓　全当归　赤芍药　粉丹皮　象贝母　女贞
子　黑料豆

　　肾水久亏，肝营不足，风阳上僭，发脱目昏。宜养阴调
营，壮水涵木。

　　南沙参　怀山药　蝉衣　石决明　当归身　炙生地　杭
白芍　黑芝麻　霜桑叶　杭甘菊　白蒺藜　云茯神　谷精珠
福橘饼

正在妙龄，二天不足，瞳神散光，视物两歧。宜壮水柔肝，明目发光。

炙生地　粉丹皮　女贞子　黑料豆　青龙齿　左牡蛎　净蝉衣　谷精珠　南沙参　川贝母　全当归　怀山药　茯神苓六曲浆拌

水不涵木，肝阳上升，头目不清，不时呛咳，腰膝乏力。急宜壮水涵木，清肃肺胃。

南沙参　炙生地　天门冬　女贞子　川杜仲　怀牛膝　谷精珠　净蝉衣　金毛脊　杭菊瓣　桑白皮　栝楼皮　陈橘红　杏仁泥

耳为肾窍，肝阳上扰，肾穴受伤，聆音不聪，夹有脓血。先宜滋肾柔肝，参以清越，六味丸加味主之。

女贞子　粉丹皮　福泽泻　白蒺藜　杭甘菊　云茯苓　净蝉衣　石决明　川百合　福橘饼　黑芝麻　红枣　大生地　霜桑叶　怀山药

又转方，加大白芍，去蒺藜，或去泽泻，常服有效。

二十、喉　科

水不滋木，肝阳上升，挟三焦之火，上窜咽喉，蒂丁缩短作痛，巅顶亦作痛。宜滋肾柔肝，熄风化火。

明天麻　甘菊花　炙生地　净蝉衣　海蛤粉　黑山栀　栝楼皮　夏枯草　京玄参　粉丹皮　霜桑叶　川石斛　竹叶　荞饼

祖怡注：此人肝肾虚弱，故不用过于寒凉之味。

费绳甫先生医案

子婿徐相任　校

门人朱祖怡　注

自　序

　　幼读医书，知各名家有独到之处，即有偏胜之处，取其长而弃其短，融会贯通，似已颇有工夫。然执古方治今病，常效者少而不效者多者，何也？再思而似得其解。盖偏执成法，亦足以误事。倘欲补偏救弊，而无因时因地因人而制宜之计，自非良法美意也。今人体质多虚，且有毗阴毗阳之别，南北强弱、老少盛衰、膏粱藜藿坚脆之不同，先辨体质，而后察病之所在，虚实寒热，详细分别，治法师古人之意，而不泥古人之方，随时变通，而又恰与病情丝丝入扣，自然效者多而不效者少矣。但偶有不效，亦必究其根源。病有显而易见者，有隐而难明者，有大实似虚、大虚似实者，有寒极似热、热极似寒者，其中变化无常，每有出人意料之外者，苟能因时制宜，体会入微，则自能洞悉机宜，一任病情变幻，层出不穷，亦不致漫无准则也。余四十余年来治验虽多，散失不少，兹择其症之较重而出入较大者百数十条而存之。医虽小道，然非酌古斟今，知其常而通其变，安望其有明效大验哉！

一九一三年岁在癸丑武进费承祖绳甫氏识

一、伤　寒

伤寒热入胃中，与糟粕相结，则为口渴引饮，谵语无伦。热入血室，则为昼则明了，暮则谵语，如见鬼状。温热湿温、阳明散漫之热，熏蒸心包，则为口渴引饮，谵语无伦，神识乍清乍昏。是凡见以上诸症，罔不由于热者也。温热湿温，固为热邪，即系伤寒，亦必在寒邪已化热之后，历古至今，几若印版文字矣。而自余诊广东郭映堂少君之症，竟有不然者。郭君住南市杨家渡。其少君鋆益，年十三岁。丁未七月十五日，发热头痛，大便泄泻，八九日不退，驯至口渴引饮，神识乍清乍昏，谵语无伦，入夜尤甚，始就治于余。诊其脉，仅浮弦，并不洪数。苔白滑润，满布至尖，舌并不绛。且病逾一候，尚点汗未得，断为外感风寒，失于温散所致。然风寒着人，人身中温暖之阳气，本有化邪为热之能力，且已发热至八九日，乃外显热象而内实未化者，必前手误用栀豉、银翘，温热治法，遏抑其邪，邪不得越所致。凡寒邪所至之地，皆阳气不到之处；阳气不得行于营卫之间，而但周旋进退于脏腑之中，则是阴反在外，阳反在内。人身之有阳气，犹天之有日光。阳为阴掩，犹之日为云遮，其光不显，故神识乍清乍昏也。谵语无伦，入夜尤甚者，夜则营卫行于阴，阴盛则阳愈受梏，不与阴和，反与阴争也。渴而引饮者，凉药助其湿痰，湿痰碍其运动，浊饮不去，则津液不生也。病因于寒，邪不在里，但用辛温之剂，使遏抑之风寒外达，内停之痰湿渐消，则一切假热之症，皆能自退。处方以防风二钱、荆芥钱半、苏梗二钱、苍术一钱、厚朴一钱、半夏钱半、广皮一钱、茯苓二钱、甘草五分，另以葱白二钱为引。两剂而泄泻即止，头痛口渴神昏谵语皆减，惟汗出不畅，热退未清耳。即前方加桂枝一钱、羌活一钱、生姜三片。又两剂而得畅汗，热退尽，神识清，谵语止，白苔化，风寒痰湿，一律肃清。改用生津益气，善后而痊。此病下手，本当即用姜、桂，则凉药遏抑之寒邪，易于外解；以神昏谵语，且兼口渴，举世莫不以为热，虽用药者独具真知灼见，自信不谬，能保病家之不疑而他图乎！惟先用轻淡之品，使稍见功效，而后加重，则病家之心安，而吾辈救人之志遂矣。粗工不察，以为热症，治以寒凉，转遏转深，转深转郁，待郁久化热，则弄假成真，逼人心包，温之则劫阴，凉之则增遏，即用开达，亦多不及矣。余故尝曰，治病必先辨症，辨症须辨兼症。徐洄溪谓有一症不具，即须审慎者，固难为见病治病、知常不知变者道也。

上海吴君仲祥之妻 患伤寒，先恶寒而后发热无汗，苔白头痛。医用寒凉药，即胸脘闭塞，呼吸之气难以出入，势濒于危。急延余诊，右手脉已不应指，左寸关尚浮弦，风寒已伤营卫，加以寒凉遏抑，引邪入里，伤及中阳，气道不通。向来阳①虚痰重，不胜麻桂。遂用防风二钱、荆芥钱半、苏梗二钱、葱白二钱、半夏钱半、橘红一钱、杏仁三钱、厚朴一钱、甘草五分。一剂，胸脘即舒，气道流通。再剂，汗出热退而愈。

---

① 阳：原作"阴"，据文义改。

上海王君佐才　恶寒发热，头项强痛，牵及腰背，无汗苔白，脉来浮紧，太阳经寒伤营症也。与麻黄一钱、桂枝一钱、酒炒羌活一钱、苦杏仁三钱、甘草一钱、生姜三片。一啜而病悉退。

时医议药不议病，成为风气。士大夫习闻其说，亦与之俱化。如伤寒门中，风伤卫必须用桂枝，近人多畏其热而不敢用；寒伤营必须用麻黄，近人更畏其发而不敢用。不问病之浅深，而惟药之轻重是议，往往有并非坏症，而时医故为小心，用药务避重就轻，迁延至于不救者，病家反甘心而不以为怪。其有稍稍热心之好手，因病深而用重药，则病家必疑之，转请他医，他医又极口诋之，改用不去病不伤命之药，以待病之自愈。孰知病深者万不能自愈，又万不能以轻药而愈乎？其有不治之症，与病在可成可败之间，热心者既为病家所请，不能不为之死中求活，勉处一方，药力又不能不重，用药重而仍挽回不及，则病家与其他时医，必群焉大哗，以为某人杀之矣。嗟乎！风气如此，欲吾道之不衰，而日进于高深，庸可得耶！余上承家学，力矫时弊，恪遵祖训，凡可以轻药重投，代骇人听闻之方者，一遇善疑之家，必准是以为治。有必不可代者，则行心所安，毁誉亦无所惜。如伤寒用麻黄，有敢服者，如上条王佐才君，既即以麻黄治之而效矣。复有不敢服麻黄，而用轻药重投以为代者，自谓意颇可采，录之以备热心者一助焉。广东郭君道斋，发热无汗，头痛如劈，至于如厕仆地，呼号不已。急延余诊，脉来浮弦而紧，亦太阳经寒伤营症也。先以藁本、川芎、羌活、防风各三钱，浓煎，纳面巾浸令透，即起绞干，乘热熨其头，巾仅两易，而痛顿止。更与酒炒羌活钱半、防风三钱、荆芥三钱、甘草八分，煎汤饮之。一剂即汗出热退，其病若失。其尊人仁山曰，病来甚急，而势甚险，先生治之，药甚轻而效甚速，能不令人倾倒。余曰，此本麻黄汤症，麻黄之效诚速，而执事未必敢用；以此等轻药重投代之，执事不疑，而效亦未尝不速也。

常州杨君廷选之夫人　发热头痛，恶寒无汗，呕吐泄泻，胸腹痛不可忍，苔白润，脉浮弦而缓，此内有寒湿，而外感风寒也。风寒非温散不解，其治在经；寒湿非温燥不化，其治在腑。乃参用麻桂平胃法，与酒炒羌活一钱、防风钱半、荆芥钱半、苏梗钱半、焦茅术钱半、川厚朴一钱、赤茯苓三钱、陈皮一钱、甘草五分、生姜三片。一剂，表里之症悉退而愈。

《伤寒论》精矣，其辨症立方，穷极变化，而细按之皆有一定之法度可寻。其为法度也，又非以己意为之准的，而惟以见症之是否为去取。故能无施不当，若操左券，后人尊之曰仲圣，良不为过。然吾见尊之者多，而能得其心法者盖寡。用桂枝汤也，不问其有无湿痰及其他实邪，亦必兼以芍、枣而不去。用小柴胡亦然。甚则遇其症而反不用，不遇其症则又谬指而误用，皆由不知仲景方为病设、药随症变之心法，而第执方治病，虽屡差而不悔，驯至强病就方而不觉也。余每用伤寒方，辄有损益，不敢自谓颇得仲圣心法，而步趋龟勉，亦应为仲圣所默许耳。安徽孙唯斋，为吾乡小河司巡检，患发热头痛项强，自汗恶风，咳嗽苔白，脉浮缓。此太阳风伤卫，而兼犯手太阴肺经也。与桂枝钱半、甘草五分、生姜二片、川厚朴一钱、苦杏仁三钱。一剂而愈。江阴石少梅，患发热头痛，项强腰痛，恶寒无汗，烦躁苔白，脉来浮紧。此本有里热，为外来之风寒所束，营卫不通，里热无从外泄也。非发汗以通其营卫不可。与麻黄一钱、桂枝钱半、杏仁三钱、甘草五分、石膏三钱。一剂，即汗出，热退躁止而安。余之用伤寒法而不泥伤寒方，类如此云。

孟河金奎官　发热，有汗不解，脘痞作痛，神昏谵语，时常痉厥，口干苔黄，中心灰黑厚腻。医皆束手无策，请余诊之，脉来沉实而滑，此阳明内热，非急下存阴，不能挽救。遂用酒炒大黄五钱、芒硝三钱、枳实一钱、厚朴一钱，一剂，大便畅行二次，热退神清，痉厥皆止。以粳米熬粥，缓缓与服。约两日，即知饥而痊。

亡阴之病缓，亡阳之病急。凡外感症中阴阳俱病者，当先救阳而后救阴，一定不易之法也。仲圣用干姜甘草汤救阳，阳回而复用芍药甘草汤救阴，金科玉律，后贤弗能出其范围。上海水果行吴君顺昌，大便水泄，肢冷如冰，头眩心悸，人事昏沉，舌苔后半节黄，前半节白。余诊其脉，迟缓细弦，断为暑湿内伏，外来暴寒直中太阴，脾土无砥柱之权，真阳有式微之危。苟先清暑湿，用寒凉之品，必致阳气更伤，转从外越，暑湿未去，而阳先亡矣。治宜先用温药，祛其寒邪；俟寒去阳回，然后可以清内伏之暑湿。方用别直参一钱、云茯苓三钱、白术一钱、甘草五分、干姜钱半、苏梗一钱。一剂即肢温泄止，变为发热口干，周身赤疹满布。是中阳复辟，寒邪已解，暑湿外达，而胃津受铄。改用牛蒡钱半、薄荷一钱、蝉衣一钱、桑叶钱半、银花三钱、甘草三分、天花粉三钱、茯苓皮三钱、通草一钱、冬瓜子四钱、竹叶三钱。三剂而汗出热退，赤疹皆消。内伏之暑湿，尽从外解。惟是气为寒伤，液被热劫，神倦心悸，口干不寐，所见皆不足之症。更用别直参一钱、大麦冬三钱、杭白芍钱半、粉甘草三分、川石斛三钱、龙眼肉五枚。服四剂，霍然而愈。

　　受病有轻重相同，而治法不同者，其浅深异也。受病有浅深相同，而用药不同者，其轻重异也。南京邓小斋，骤患泄泻无度，肢冷如冰，人事昏沉，头重不举，舌苔前半节白，后半节黄，脉来沉细弦缓，势将不支。余谛审断为暑湿内伏，尚未发动，而外来暴寒，直中少阴，坎中一点真阳转瞬即将失守，所幸头面无汗，阳虽欲越而根未离①。治法当先祛寒回阳，使少阴安固，再看伏邪发动情形，而进清理，斯两不相妨，而危倾可定。与制附子二钱、炮姜炭二钱、粉甘草一钱、别直参一钱、荆芥穗一钱，一剂知，二剂即泄止肢温，神气清爽，一变而为壮热无汗，恶热，苔黄口干，周身红疹。此寒祛阳回，正气用事，伏邪得鼓动之力，而尽发于外也。看似变症加病，而前乃邪胜正，此乃正胜邪，静躁不同，虚实迥殊。改用薄荷叶一钱、冬桑叶一钱、牛蒡子钱半、净蝉衣一钱、净银花三钱、冬瓜子四钱、甘草五分、竹叶三钱。三剂而疹消热退，外症肃清。惟口干不止，心悸不寐，伏邪已去，而胃阴受伤。用麦门冬三钱、大玉竹三钱、川石斛三钱、西洋参二钱、杭白芍钱半、粉甘草五分，甘酸濡润之品，连服六剂而愈。此则与吴顺昌之症浅深相同，而轻重不同也。

　　相任注：此洄溪所谓失救阳而后救阴之医门大法也。当

---

① 离：原作"漓"，据文义改。

变而复能善变，非有高度学识如此，才能使后学得之有当机善断与彻底的认识。

旧仆闻金兆　童时病发热神昏，肢厥不语。自丙子年除月初，迄明年元宵，幼科百方治之而无效，请治于余。余奇其神昏发厥之症，而能延至四十日之久也。视之，倦卧向里，略无躁扰之象，按脉豁大而空，乃太阳少阴两感之症，日久传入厥阴，外热里寒，热为假象，寒是真情，幸其头面无汗，有汗则早已亡阳而不可救矣。急与制熟附三钱、炮姜炭三钱、上肉桂一钱、党参三钱、白术一钱、甘草五分。覆杯即厥回神醒。其父狂喜，走告以状。余曰，未也。趋再饮之，不尔将复厥。其父半信半疑，奔而视之，果又厥矣。急煎第二剂饮之，乃复醒，不再厥。正气既回，托邪有权，汗出而热亦随退。以食养为调理，月余而康。

广东林君子钦　患感甫解，忽又受寒，壮热恶寒，脉盛而神气大惫不能支。盖前此邪退正虚，未及善后进补，复感新邪，邪气虽实，而正气已虚。凡泄邪必须散发，而欲宣布发散之药力，则全赖正气。今正气如此之虚，复何所恃以为宣布发散药力之具。然则徒散既虑其正脱，纯补亦惧其邪锢，仲圣桂枝加人参法，一面散邪，即于散药之中，一面补正，此其治矣。与桂枝一钱、别直参一钱、杭白芍一钱、甘草一钱、生姜二片、大枣二枚。一剂得汗热退，精神复振，不烦调理而愈。

相任注：自以上诸案观之，可见孟河费氏也是很能用经方、很能用温燥药的。

二、感　冒

缉卿生母孔夫人　病感冒。医用发散太过，阴液伤残，心悸不能自恃，内热口干，头眩耳鸣，神倦自汗，夜不成寐，每日只饮米汤数匙，其势更危，延余诊之。脉来弦细，阴血亏损已极。倘汗多气促，即是脱象。遂用西洋参三钱、麦冬三钱、白芍钱半、甘草五分、石斛三钱、小麦五钱、红枣五枚。连进三剂，诸恙皆减。照方加大生地三钱。服十剂而安。

吴仲祥之子德如　发热头痛，口干腹痛。诊脉浮弦急滑，外感风热，内停湿滞。方用牛蒡子钱半、薄荷叶一钱、香豆豉三钱、冬桑叶一钱、粉甘草五分、神曲四钱、香谷芽四钱、淡竹叶三钱。一剂汗出热退，便通而痊。

徽州曹君物恒　略受外邪，而不自觉。医用补药数剂，遂发热喉痛，口干胁痛。予诊脉浮弦，邪热自气灼营，法当清透。方用牛蒡子一钱、薄荷一钱、马勃八分、栝楼皮三钱、桑叶钱半、连翘钱半、丹皮二钱、象贝母三钱、甘草五分、竹叶三钱。连进两剂，汗出热退，喉痛胁疼皆止，邪从汗解。惟津液暗亏，口干便结，不思饮食，夜不成寐，用甘凉益胃而安。沙参四钱、麦冬三钱、白芍钱半、甘草五分、石斛三钱、天花粉三钱、茯神二钱、生谷芽四钱。此养胃阴法也。

佚名 初诊：感受风寒，挟素蕴之湿痰，阻塞气机，肺不清肃，胃不宣通，脘闷腹痛，二便不甚通利，呕吐痰水，肢节阴酸，神倦力乏，脉来浮弦。治宜泄邪化痰，肃肺和胃。

老苏梗三钱　冬桑叶一钱半　酒川连二分　淡吴萸二分　冬瓜子四钱　薄橘红八分　淡竹茹一钱半　光杏仁三钱　白茯苓三钱　生谷芽四钱　熟谷芽四钱　荷梗一尺

二诊：风邪外解，营卫流行，恶寒发热已退，惟知饥少纳，头昏神倦，胃气未和，宣布无权。调和胃气，不外甘平，脉来细弱，治宜甘平养胃。

人参须五分　北沙参四钱　大白芍一钱半　粉甘草五分　白茯苓三钱　女贞子三钱　甜川贝三钱　栝楼皮三钱　薄橘红八分　冬瓜子四钱　生谷芽四钱　熟谷芽四钱　红枣五枚

佚名 初诊：外感风邪，内挟食滞，淆乱清浊，升降失常，大便泄泻，少腹作痛，头眩且胀，口干苔白，脉来弦细。虚体受邪，必以祛邪为先，外解风寒，内消食滞，清浊自分，邪退正安，河间治法，不外乎此。宜泄邪消食，升清降浊。

老苏梗一钱半　嫩桔梗一钱　粉葛根二钱　生甘草五分　六神曲四钱　江枳壳一钱　赤茯苓二钱　冬瓜子四钱　川通草五分　车前子二钱　川石斛三钱　香连丸一钱　生熟谷芽各四钱　荷叶一角

二诊：进泄邪消食、升清降浊之法，发热已退，邪从外泄。惟内陷肠胃之邪，因体虚气弱，难以外透，挟食滞耗气灼营，泄泻转为痢疾，红白俱下，少腹作痛，舌苔白腻，口不作干，脉来弦细。脉症细参，正虚邪陷，非养正透邪，下痢安有止期！症势非可轻视，治宜补散兼行，佐以消导。

嫩桔梗一钱　粉葛根二钱　荆芥穗一钱　吉林参须一钱　赤茯苓二钱　茅苍术一钱　焦山楂三钱　六神曲三钱　大腹皮二钱　陈广皮一钱　青防风一钱　生白术一钱　江枳壳一钱　生甘草五分　荷叶一角

三诊：湿热已化，清升浊降，下痢已止，大便虽溏颇畅。前日用宣散之剂，风邪乘虚而入，遏抑营卫，内热口干，余邪未清，胃失降令，脉来弦滑。治宜清余邪，甘润和胃。

淡豆豉三钱　黑山栀二钱　川石斛三钱　赤茯苓三钱　冬瓜子四钱　生甘草五分　象贝母三钱　广皮白八分　生熟谷芽各四钱　鲜荷梗五寸

游桂馨之如夫人　感冒解后，内热心悸，口干头晕，夜不成寐，大便燥结，每日只进米汤数匙，卧床不起，已经月余。延余诊之，此胃阴虚而气不下降，两手脉来皆沉细无力，治必清养胃阴，方能挽救。遂用北沙参四钱、麦冬三钱、白芍钱半、甘草三分、石斛三钱、川贝母二钱、大玉竹三钱、甘蔗四两、芦根二两、陈广皮一钱。连进三剂而病减，再进三剂而愈。

三、春　温

上海丁顺兴之室　病发热鼻衄，作恶呕吐，咳嗽口甜，饮食不进，脉来细弦，势濒于危。痰热内蕴，风邪外袭，肺胃肃降无权,法当表里并解。方用荆芥一钱、白茅根三钱、酒炒黄连二分、吴萸一分、象贝母三钱、佩兰叶一钱、川石斛三钱、鲜竹茹一钱、冬瓜子四钱、生熟谷芽各四钱。服二剂,汗出热退,鼻衄止,口甜呕吐皆减。照前方去荆芥、茅根,加南沙参四钱、甜杏仁三钱、薄橘红五分。连服六剂而安。

上海王荣生　发热汗出不解,口渴引饮,苔黄溺赤,目赤流泪。余诊其脉弦滑洪数,邪热灼津,津伤热炽。方用生石膏八钱、薄荷叶一钱、银花三钱、连翘钱半、酒炒黄芩钱半、酒炒黄连三分、牛蒡子钱半、丹皮二钱、天花粉三钱、象贝母三钱、冬桑叶钱半、生甘草五分、竹叶三钱、芦根四两。连进三剂,汗出热退而痊。

广东陈君荫堂　病春温,发热头痛,口渴引饮,咳嗽苔黄,胸腹作痛,食难下咽,小便赤色,夜不成寐。予往诊之,脉极弦细。津液已伤,邪热阻气灼阴,肺金清肃无权,胃气流行失职。治宜生津清热,苦降辛通。方用石斛三钱、天花粉三钱、黄连三分、吴萸一分、桑叶钱半、蝉衣一钱、甘草五分、竹茹钱半、冬瓜子四钱、生熟谷芽各四钱、光杏仁三钱。进一剂,汗出热退,头痛腹疼皆止。照前方去蝉衣,加南沙参四钱、甘蔗二两。连服三剂,苔黄已退,口渴引饮亦止,饮食渐进而痊。

江宁马月樵之夫人　发热,有汗不解。医误认为伤寒,用桂枝、麻黄、葛根、柴胡等类,病转剧,口渴引饮,大便溏泄。更医误认为暑湿,用香薷、藿香、青蒿、厚朴等类,势转危，咳嗽咯血，间或神昏谵语，乃邀余诊。脉弦数洪大。此温邪犯肺，津液受灼，邪热不从外泄，内蒸包络，幸未传入，尚可设法。方用银花三钱、连翘三钱、酒炒黄芩钱半、酒炒黄连三分、薄荷一钱、桑叶一钱；丹皮二钱、甘草三分、天花粉三钱、石斛三钱、冬瓜子四钱、芦根四两。连进两剂，汗出热退，神识清楚。再进二剂，咳血皆止，大便亦调。惟口干不思饮食，夜寐不甚酣畅，此邪热清而胃阴虚也。改用沙参四钱、麦冬三钱、石斛三钱、白芍钱半、甘草三分。连进三剂，眠食俱佳而康。

处州镇台班馥垒之子缉卿　发热，有汗不解。医用发散消导，遂壮热便泄，口渴引饮，苔黄耳聋，头眩肢掣，势甚可危，乃延余诊。脉来洪大滑数。此邪热灼津，津伤液耗；倘肝风内动，即有痉厥之虞。方用石膏八钱、银花三钱、连翘三钱、桑叶一钱、天花粉三钱、石斛三钱、甘草五分、冬瓜子四钱、竹叶三钱、芦根四两。连进二剂，热退泻止，头眩肢掣皆减。邪热已解，而津液内损，宣布无权，口干耳聋。照前方去石膏、银花、连翘，加南沙参四钱、川贝母三钱、麦门冬三钱。服五剂，全愈。

贵州刘子贞　发热咳嗽，痰黄口干，舌苔黄腻，溲赤便结，心烦懊恼，难以名状，已经一候不解，势甚可危。请余诊之，脉来浮弦滑大。此邪热销铄津液，必须生津泄邪，令津液宣布，托邪尽泄于外。遂用冬桑叶一钱、薄荷叶一钱、银花三钱、连翘钱半、山栀钱半、香豆豉二钱、象贝母三钱、天花粉三钱、生甘草五分、冬瓜仁四钱、鲜竹茹钱半、牛蒡子钱半、鲜芦根四两。进一剂，汗出一昼夜不止。病家骇甚，恐汗脱难救，请用止汗之法。余慰之曰，邪热非汗不解。现汗出热退，邪从汗泄，此汗多正是病之出路，断不可止。且脉息业已安静，决无汗脱之虞。宜进粥以和胃气，候邪尽，汗自止。明日果如所言，汗止而热退尽，心烦懊侬、咳嗽口干皆止。改用石斛三钱、南沙参四钱、川贝母三钱、天花粉三钱、生甘草三分、冬瓜子四钱。二剂而康。

镇江严紫澄　发热烦躁，口渴苔黄，彻夜不寐。余诊脉弦数，此邪热灼津。方用石斛三钱、花粉三钱、豆豉三钱、山栀钱半、银花三钱、连翘钱半、甘草五分、薄荷一钱、牛蒡子钱半、象贝母三钱、冬瓜子四钱、竹叶三钱、芦根二两。一剂热退，再剂痊安。

安徽蒯光辅之室　患春温，咳嗽发热，热盛时神昏谵语，口渴引饮，苔黄溺赤，脉来弦数。邪热灼津，从肺熏蒸包络，与邪入包络迥殊，芳香宣窍万不可投。遂用黄连三分、黄芩一钱、山栀钱半、豆豉三钱、薄荷一钱、蝉衣一钱、川石斛三钱、生甘草八分、鲜竹茹钱半、银花三钱、连翘钱半、杏仁三钱。连进两剂，汗出热退，咳止神清。惟心悸头眩，眼花神倦，邪退阴虚已著。改用西洋参钱半、川石斛三钱、生甘草八分、天花粉三钱、川贝母三钱、鲜竹茹一钱、桑叶一钱、生谷芽四钱。连服三剂而愈。

南京沙聚东之弟　发热肢掣，神昏谵语，诊脉弦滑而数。此邪热不从外泄，内陷包络。用牛黄丸一钱，开水化服，神识即清，谵语亦止。惟发热口干，络邪已退，邪热仍灼肺津。用牛蒡子钱半、薄荷叶一钱、冬桑叶一钱、净连翘钱半、净银花三钱、川贝母三钱、天花粉三钱、鲜竹茹钱半、鲜芦根二两。连服二剂，汗出热退而安。

苏州王子箴之室　发热神昏，口噤不语，红疹满布，脉来弦大。此邪热不从外泄，内陷包络，非用芳香宣窍，安能通其内闭。至宝丹一钱，开水化服。汗出热退，神清能言，红疹仍发，口渴引饮。络邪外透，余邪留恋，销铄津液。用冬桑叶一钱、薄荷一钱、蝉衣一钱、牡丹皮二钱、牛蒡子钱半、净银花三钱、天花粉三钱、生甘草五分、冬瓜子四钱、光杏仁三钱、川通草五分、鲜竹茹钱半。两剂而安。

常州王禹臣之长女　发热神昏，口噤发厥，来势颇险。诊脉浮弦洪大。邪热从肺逆传心包。用紫雪丹五分，开水化服。热退神清，厥止能言。惟脘懑作恶，大便不通，络邪已泄，而阳明邪滞交阻。用黄连三分、竹茹一钱、法半夏钱半、栝楼仁三钱、苦杏仁三钱。大便畅行，胸脘宽舒，阳明邪滞皆清，而余邪留恋少阳，寒热往来。用柴胡一钱、酒炒黄芩一钱、法半夏钱半、甘草三分、天花粉三钱。寒热即止而愈。

四、湿　温

佚名　初诊：风邪化热，自气入营，气分之邪未解，血分之热已炽。日晡潮热，入夜尤甚，早起略退，已达三候。

口渴引饮，舌绛苔灰，唇口蠕动，大便溏泄，神倦力乏，颈有白痦。阴液已虚，邪热内蕴，无从宣泄，诚恐引动肝风，即有痉厥之虞。脉来右关细弦，左寸关沉弱。脉证细参，正不胜邪，邪陷于里。叶天士每用益阴生津，托邪外泄，是危中求安之良法。姑拟甘平培养阴液，兼从营透卫法，以望转机。

洋参一钱　麦冬三钱　川石斛三钱　粉甘草五分　川贝母三钱　天花粉三钱　粉丹皮二钱　冬桑叶一钱半　鲜竹茹一钱　白茯苓三钱　冬瓜子四钱　生谷芽四钱

二诊：昨进培养阴液、兼清营透卫法，邪热向外，日晡潮热至夜达早，较前已减，舌绛较淡，精神略好；惟口干苔灰，鼻涕及痰皆带血，小溲色黄。血分之热未清，气分之邪尚恋，阴液不堪消铄。养正托邪，于津伤邪恋病情，最合机宜，叶氏论之已详。脉来左寸关沉弱之象已转流动，右关仍细弦。病情似有转机，其势尚未出险，宜宗前法进治。

西洋参一钱　玄参一钱　细生地三钱　麦门冬三钱　川石斛三钱　川贝母三钱　天花粉三钱　粉甘草五分　牡丹皮二钱　冬桑叶一钱半　鲜竹茹一钱　冬瓜子四钱　生谷芽四钱

三诊：血分之热，虽解未清；气分之邪，虽泄未尽。发热苔灰，较前轻减，尚未退尽，口干舌痛，鼻涕及痰皆带血，小溲色黄，阴液已伤，不能濡润诸经。阴液属有形之质，亏耗甚易，生长则难，必俟默长潜滋，方有康复之望。脉来左寸关已流动，右关仍细弦。血分之热已外达气分，气分之邪亦势欲达表。病情似有转机，其势尚未出险，必得阴液来复，大局方能稳定。宜再益阴生津，清泄邪热。

西洋参一钱　玄参一钱　大生地三钱　麦门冬三钱　川石斛三钱　粉甘草五分　川贝母三钱　天花粉三钱　牡丹皮二钱　冬

桑叶—钱　黑山栀—钱半　鲜竹茹—钱　女贞子三钱　生谷芽四钱
雪梨肉五片

四诊：鼻涕及痰带血已止，入夜发热，虽退未净，苔灰
转薄，口干舌痛，向外起泡。血分之热已解，气分之火尚
炽，销烁阴液，不敷分布。脉转弦滑。阴虚火盛，虚中有
实。叶氏甘凉益阴生津，参以微苦清热、半虚半实治法，最
为合拍。

西洋参—钱　玄参—钱　麦门冬三钱　大生地三钱　川石斛
三钱　粉甘草五分　川贝母三钱　天花粉三钱　冬桑叶—钱　牡
丹皮二钱　芦根二尺　茅根三钱　生谷芽四钱　冬瓜子四钱　鲜
竹茹—钱　雪梨五片

五诊：发热口干、涕痰带红、舌痛溲黄、睡中呓语大致
已退。血分之热已清，再得气分之热完全从表而解，向愈之
功，计日可待。

西洋参—钱　玄参—钱　大生地三钱　石斛三钱　川贝母三
钱　天花粉三钱　粉甘草五分　冬桑叶—钱　淡竹叶三钱　竹茹
—钱　鲜芦根二支　白茅根三钱　荷梗—尺　生谷芽四钱　冬瓜
子四钱

六诊：血分之热，外达于气；气分之热，外出于表。从
苔灰舌痛、涕痰带血，转为咳而有痰，腿足软弱。脉象弦
滑。肺合皮毛，治在肺经。

西洋参—钱　玄参—钱　麦门冬三钱　大生地三钱　川石斛
三钱　粉甘草五分　川贝母三钱　天花粉三钱　净蝉蜕—钱半　牡
丹皮二钱　芦根二支　白茅根三钱　淡竹叶三钱　鲜竹茹—钱
生谷芽四钱　冬瓜子四钱　雪梨肉五片

七诊：阴液未充，余热未清，手足欠暖，脾胃未健。拟

生津泄余邪，甘润顾脾胃。

西洋参一钱　麦门冬三钱　甘草五分　天花粉三钱　橘白八分　生谷芽四钱　淡豆豉三钱　云茯苓三钱　川贝母三钱　冬瓜子四钱　淡竹茹一钱　川石斛三钱　杏仁泥三钱

相任注：胸有成竹，坚定不移，非有高度学识者，不能得此境界。特选此种长案，以为不当变而不变者取法。

常州盛揆臣之长子　发热甚重。辛温解表，汗虽出而热不减；辛凉泄邪，汗虽出而热仍不减。终日鼾睡，呼之不醒，睡目露睛。夜间自醒，食粥半碗即睡着；至黎明自醒，食粥半碗又睡着。舌绛无苔，脉来弦数。邪热入营，伤液耗气，清营热必兼滋液益气。方用犀角尖八分磨冲、玄参三钱、鲜生地四钱、牡丹皮二钱、西洋参二钱、吉林参一钱、川石斛四钱、麦门冬三钱、川贝母二钱、粉甘草五分。进两剂，汗出热退而愈。

宁波穆瑞庭　发热苔白，腹痛泄泻，延余往诊。脉来细数，外邪挟湿，清浊混淆。方用葛根三钱、桔梗一钱、厚朴一钱、枳壳一钱、神曲三钱、赤茯苓三钱、泽泻钱半、通草一钱、冬瓜子四钱、焦谷芽四钱、鲜荷叶一角。一剂而愈。

上海顾长寿　发热口渴，大便泄泻，脉浮弦。邪热挟湿，淆乱清浊，升降失常。方用飞滑石三钱、薄荷叶一钱、淡豆豉三钱、茯苓皮三钱、冬瓜子四钱、生甘草五分、冬桑叶钱半、生谷芽四钱、熟谷芽四钱、通草一钱、荷叶一角、鲜芦根二两。两剂而愈。

常州顾君咏诠　患湿温病，发热咳嗽，胸脘痞闷，头痛呕吐，舌苔中黄边白，口渴腹痛，大便泄泻色黄，每日数十行，小溲色赤，势极危险。余诊脉弦细，风邪外袭，湿热内蒸，兼停食滞，肺胃肃降无权，大肠传导失职，当用表里双解。苏叶八分、黄连一分、桔梗一钱、枳壳一钱、桑叶一钱、神曲四钱、甘草五分、连皮苓四钱、冬瓜子四钱、焦谷芽四钱、竹茹一钱、川通草一钱、川石斛三钱。煎服一剂，呕吐腹痛、大便泄泻已止，食滞已消，外邪湿热虽解未尽，发热咳嗽、头痛口渴、苔黄仍然。照前方去苏叶、黄连、桔梗、神曲，加蝉衣一钱、薄荷一钱、象贝母三钱、橘红一钱。接服一剂，发热即退，咳嗽头痛皆止。改用甘凉生津调理而康。

通州万选青　患湿温，发热，有汗不解，口干苔黄，脘闷心烦，作恶呕吐，大便泄泻，小溲不利，身重头胀。余诊其脉细弦，此湿热充斥三焦，治宜分消。方用酒炒黄芩一钱、酒炒黄连二分、豆豉三钱、茯苓皮三钱、冬瓜子四钱、川通草一钱、大腹皮钱半、桑叶一钱、薄橘红一钱、鲜竹茹一钱。两剂而愈。

南京蒋星阶之第八子　发热咳嗽，神呆如痴，医用清络不效。余诊其脉细弦，此热邪挟湿，熏蒸包络，神明无主，非包络正病。方用酒炒木通钱半、飞滑石三钱、黑山栀钱半、连翘钱半、豆豉三钱、杏仁三钱、橘红一钱、半夏钱半、象贝二钱、栝楼皮三钱、冬瓜子四钱、竹叶三钱、灯芯三尺。连服三剂，热退咳止，神识清爽而安。

南通州陈君浩源 发热甚壮，口渴引饮，舌苔黄腻，便泻溲赤。颐颊高肿作痛，外科用药敷之顿消，而下走肾囊，肿大如斗，热痛难忍，将成囊痈。予诊脉浮弦洪数，邪热挟湿，散布三焦，法当清解。方用豆豉三钱、牛蒡子钱半、桔梗一钱、甘草八分、薄荷一钱、黄芩一钱、银花三钱、连翘二钱、茯苓皮三钱、冬瓜子四钱、川通草五分、生谷芽四钱、鲜竹叶三钱。服二剂，汗出热退，肾囊肿大热痛皆减。照前方去牛蒡、薄荷，加桑叶一钱、金铃子二钱、陈橘核钱半。服二剂，肾囊肿大热痛皆消，口渴苔黄、便泻溲赤俱退，惟不思饮食。此邪解湿化，而胃气未和也。改用甘凉养胃。南沙参四钱、麦冬三钱、石斛三钱、甘草五分、生谷芽四钱、冬瓜子四钱、陈皮白八分、红枣五枚。连服三剂，胃开健饭而愈。

上海陶秉钧 胸腹胀满，大便不通，四肢发冷，鼻塞头痛。余诊其脉，弦迟而涩。此邪热内伏，挟湿痰阻塞肺胃，气不肃降。治宜泄邪消痰，令肺胃之气宣布，其病自退。方用豆豉三钱、山栀钱半、牛蒡子钱半、桑叶钱半、橘红一钱、半夏钱半、枳实一钱、竹茹一钱、栝楼仁三钱、杏仁三钱、茯苓二钱。连服二剂，其病若失。

湿热神昏方：

川贝母三钱　天花粉三钱　牛蒡子一钱半　薄荷叶一钱　净蝉衣一钱　霜桑叶一钱半　牡丹皮二钱　净银花三钱　全连翘一钱半　生甘草三分　冬瓜子四钱　鲜竹沥四两，冲　牛黄粉五厘，过服

相任注：我初从外舅绳甫先生学医时，对门一男子神

昏，贫不能延医，我以病情代求，外舅即亲笔书一方如上。
照服一剂，而神识已清。今以此方编入医案，崇实验也。

五、冬　温

徽州方君晋三　年已六十六，病冬温。医因年老体虚而
用清补药，致禁锢邪热，壮热无汗，咳嗽口渴，苔黄谵语。
予诊脉浮洪数大，邪无出路，热蒸包络，症情已著。治当生
津泄邪，否则内陷，恐难挽回。方用牛蒡子钱半、薄荷一
钱、豆豉三钱、银花三钱、连翘三钱、杏仁三钱、天花粉三
钱、甘草五分、石斛三钱、竹茹一钱、蝉衣一钱、芦根二
两。进一剂，汗出热退，邪从汗泄。惟余热留恋营分，喉痛
谵语，夜寐不安。改用玄参一钱、鲜生地四钱、丹皮二钱、
栝楼皮三钱、茅根二钱去心、马勃八分、石斛三钱、象贝母
三钱、杏仁三钱、竹茹一钱、芦根二两。进一剂，营热已
清，喉痛谵语皆止，夜寐亦酣。惟咳嗽仍作，痰多不易咯
出，口渴引饮，此津液虚而痰热蕴结也。法当甘凉生津豁
痰。方用沙参四钱、石斛三钱、天花粉三钱、贝母三钱、杏
仁三钱、甘草五分、雪梨五片、甘蔗二两、竹茹一钱、竹沥
二两。进二剂，咳止痰少，口和食增，痰热已化，津液宣
布。惟阴虚气弱，四肢软弱无力，入夜小溲频数，乃用人参
须五分、西洋参钱半、麦冬三钱、甘草五分、白芍钱半、杜
仲三钱、女贞子三钱、石斛三钱、黑料豆三钱、薄橘红八
分。进二剂，遂告康复。

　　知江阴县事谭少柳之幕友周善夫　戊寅仲冬，病冬温，热势已退，惟大便不通，神迷谵语，如癫狂状，延余往诊。脉来弦滑，胃中痰热上蒸包络，非用小陷胸汤导痰热下行，恐难挽救。遂用酒炒黄连三分、栝楼仁四钱、枳实一钱、川石斛三钱、象贝母三钱、竹茹钱半、荸荠十枚。进一剂，大便通畅，神识顿清。改用甘凉益胃而愈。

六、大头瘟

　　南京蒋星阶之如夫人　发热口渴，面目肿痛，上连头顶，症属大头瘟。余诊脉浮弦洪大，此邪热挟浊秽上蒸，津液受劫，急宜泄邪清热解毒。方用陈金汁一两、板蓝根三钱、生甘草五分、银花三钱、连翘三钱、薄荷一钱、牛蒡子钱半、豆豉三钱、天花粉三钱、川贝母三钱、竹叶三钱、马勃五分、芦根二两。连进二剂，汗出热退。再进二剂，头面肿痛皆消而愈。

　　九江陈淦泉　患大头瘟。初起头额红肿，下及左颧颊颐皆红肿热痛，渐及右颧颊颐，红肿热痛异常。凛寒肌热，口干苔黄，脉来弦数，风邪化热，挟秽浊上蒸清道，津液不堪燔灼。用生津泄邪、清解秽浊法。生牛蒡钱半、轻马勃八分、人中黄八分、薄荷一钱、连翘钱半、桑叶一钱、川石斛三钱、象贝母三钱、淡豆豉三钱、天花粉三钱、鲜竹茹一钱。初进二剂，凛寒肌热皆退。再进二剂，头面红肿全消。改用甘凉充液法善其后。

七、疟

常州王禹臣　患温疟，先发热而后恶寒，汗出淋漓，口渴引饮。二三发后，自觉不支。脉来浮弦洪数。伏邪外发，销铄津液。方用石膏八钱、知母钱半、甘草五分、桂枝八分、天花粉三钱、石斛三钱、桑叶钱半、粳米一撮。两剂霍然。

祖怡注：先恶寒后发热者，新邪也；先发热后恶寒者，伏邪也。此先生家法也。

胞妹　适同乡钱绍云。戊子夏，胞妹归宁，病疟。二三发后，汗出不止，心慌头眩，有欲脱之象。予诊脉虚微，素体虚弱，大汗淋漓，津液外泄，正气从此散失。急用人参一钱、西洋参一钱半、浮小麦八钱、甘草五分、大枣五枚。煎服，汗即止，疟亦愈。

四川布政使周敬诒之夫人　道经沪上，患疟疾，间日一作。杂药乱投，酿成危症。胸脘痞懑，作恶呕吐，粒米难进。口渴引饮，口舌起泡作痛，彻夜不寐。月事淋漓八日，下紫黑血块。小溲涓滴，色赤觉热。脉来细弦而数。邪热自气入营，气血两燔，津液有立尽之势。治必气血两清，甘润生津，方能补救。遂用生石膏六钱、霜桑叶钱半、鲜生地八钱、玄参一钱、南沙参四钱、大麦冬三钱、川石斛四钱、天花粉三钱、川贝母三钱、生枳壳一钱、鲜淡竹茹三钱、鲜芦根二两。一剂病减，再剂霍然。

八、痢

佚名　赤白下痢，肚腹作痛，里急后重，恶寒发热，头痛口渴，饮食不思。暑湿内蕴，风邪外袭；清浊淆乱，升降失常。治宜表里兼解。

青防风—钱半　黑荆芥—钱半　粉葛根三钱　嫩桔梗—钱　江枳壳—钱　淡黄芩—钱　细木通—钱　六神曲四钱　焦山楂三钱　京赤芍—钱半　香连丸—钱　六一散三钱　荷叶—角

江南徐州道李佑三之夫人　患赤白痢，肚腹作痛，里急后重，每日三四十行；恶寒发热，头痛口渴，饮食不进，势极危险，延余诊视。脉来浮弦数大，此暑湿内蕴，风寒外袭，清浊淆乱，升降失宜；治必表里双解。方用防风钱半、荆芥钱半、葛根三钱、桔梗一钱、枳壳一钱、酒炒黄芩一钱、香连丸一钱、六一散三钱、酒炒木通一钱、神曲四钱、焦山楂三钱、赤芍钱半、荷叶一角。一剂，汗出热退，下痢腹痛皆止。

镇江董陶庵　患血痢半年，口燥喉干，胸脘觉冷，神倦力乏，脉来弦细。此热入厥阴，中虚停饮所致。治必苦泄厥阴蕴热，兼培中蠲饮，方能奏功。遂用酒炒黄柏一钱、酒炒黄连二分、白芍钱半、高丽参一钱、北沙参四钱、茯苓三钱、甘草五分、陈皮一钱、制半夏钱半、甜川贝三钱、生熟谷芽各四钱、冬瓜子四钱。连进二十剂而愈。

丹阳虞子垞　患恶寒发热，大便泄泻，不过感冒挟食。医误认为中寒，用回阳肉桂、炮姜，引热入厥阴，服后下痢鲜血，肛门痛如火烧。更医误认为阴虚，而用清补，西洋参、麦冬，禁锢邪热，服后彻夜不寐，烦躁头痛，势濒于危，延余往诊。脉来浮弦洪数，发热，鼻塞头痛，邪热自肺顺传于胃，无从外泄。下痢皆血，肛门热辣作痛，热入厥阴血分。当先清肺胃之邪，而后理厥阴之热。遂用桔梗一钱、葛根三钱、黄芩一钱、薄荷一钱、甘草五分、茯苓三钱、冬瓜子四钱、银花三钱、冬桑叶钱半、川通草一钱，连服二剂，汗出热退，鼻窍通，头痛止。改用白头翁钱半、秦皮钱半、黄柏一钱、川黄连三分、川石斛三钱、丹皮钱半、赤芍钱半、桑叶一钱、冬瓜子四钱。连服二剂，痢血肛门灼痛即止。续进生津养胃，二剂遂安。

佚名　恙由下痢而起，迄今三月，大便仍带红，气觉下坠，口干苔腻，脉弦细。脾胃虚弱，湿热蕴结。治宜益气培脾，兼化湿热。

吉林参须一钱　北沙参四钱　茯苓二钱　生白术一钱　苍术一钱半　川石斛三钱　橘红一钱　川楝肉一钱　冬瓜子四钱　大白芍一钱半　甘草五分　生谷芽四钱　熟谷芽四钱　红枣五枚

常州余熙臣亲家　向有烟癖，患痢半年，饮食少进，肌肉消瘦，精神委顿，卧床难起。余诊其脉来沉弱，脾虚已极，中气砥柱无权，积湿无从宣化，非补脾燥湿，不能挽回。遂用吉林人参须钱半、赤苓三钱、大白术一钱、炙甘草三分、炒白芍钱半、陈皮一钱、焦茅术一钱、大枣三枚。嘱服三十剂，当可痊愈。一月后果如所言。

广东范芝生之令尊秉初　患赤白痢，日十数行，腹不痛，口不渴。医用痢疾套法，治之旬日，痢仍不减，腹痛难忍，饮食不进，神倦嗜卧，势濒于危。请余诊之，脉来细弱。盖初病不过湿热淆乱清浊，能清化湿热，升清降浊，病已早痊。乃误用木香槟榔丸、保和丸加枳实，中土为重药所伤，中无砥柱，倘头汗气喘，即成脱症。治必培补中土，兼化湿热，方能转危为安。方用别直参钱半、赤白芍各钱半、川石斛三钱、生甘草五分、丹皮钱半、冬桑叶一钱、赤苓三钱、冬瓜子四钱、大枣三枚。连进两剂，腹痛下痢皆止，饮食渐进。照前方去丹皮、赤芍、桑叶，加炒麦冬二钱、黄芪皮二钱、广皮一钱。连服六剂而康。

常州盛杏荪之第七女　患赤白痢。为重药所伤，痢仍不减，心烦懊侬，难以名状，卧必以胸腹贴紧被褥，且用手重按之，方稍安。每日但进米汤数匙。余诊脉极沉弱，脉症细参，初起不过暑湿挟滞，淆乱清浊。攻伐太过，气液伤残，中无砥柱。培补气液，尚可挽回。方用吉林人参二钱、霍山石斛三钱、杭白芍钱半、粉甘草五分、白茯苓二钱、诃子肉钱半、莲子十粒去心。连进两剂，心烦懊侬顿止，痢减食进。再进二剂，下痢止而饮食增加。照前方去诃子肉，加怀山药二钱、陈皮一钱。四剂即康复如初。

知崇明县事吴槿村　年近古稀，患赤白痢，日数十行，腹痛食少，心悸肢掣，势极危险，延余诊视。脉来弦细迟缓。外邪挟湿，两伤气血，清浊混淆于中；加以年高元气已虚，中无砥柱。倘泄邪而不兼补正，诚恐邪未清而正先脱；必须补正透邪，两面兼顾。方用别直参钱半、粉葛根二钱、桔梗一钱、枳壳一钱、木通钱半、酒炒黄芩一钱、焦山楂三钱、赤茯苓三钱、甘草四分、焦谷芽四钱、荷叶一角，连进二剂，下痢腹痛即止。惟心悸腿酸，纳谷不多，邪退中虚已著。改用别直参三钱、白芍钱半、炙甘草五分、陈皮一钱、冬瓜子四钱、白茯苓二钱、大枣三枚。连进三剂而霍然。

知阳湖县事梁鹏池　年逾六旬，患赤白痢，日十数行，腹痛口渴，肛脱下八寸许，坐卧不安，精神委顿，势甚可危。延余诊之，脉来细弦。外邪挟湿热，耗气灼营，清不升而浊不降；加以年高，气血皆虚，诚恐正不胜邪，邪势充斥三焦，正气即有外亡之虞。治必以驱邪为先，上下分解，邪退则正气自安。方用桔梗一钱、葛根二钱、甘草五分、桑叶钱半、丹皮二钱、赤芍钱半、木通钱半、赤苓三钱、焦山楂三钱、神曲三钱、酒炒黄芩钱半、银花三钱、车前子三钱。连进二剂。外用绿升麻三钱、当归三钱、枳壳三钱、甘草三钱、银花三钱。煎汤熏洗肛门，日四五次。下痢腹痛即止，脱肛亦收，惟口干，不思饮食。邪退津虚，法宜甘凉益胃。改用南沙参四钱、石斛三钱、白芍钱半、甘草三分、丹皮钱半、桑叶一钱、陈皮一钱、冬瓜子四钱、大麦冬三钱。进三剂，眠食如常，遂愈。

九、霍 乱

徽州程君瑞芝 壬辰秋，患霍乱吐泻，腹痛肢冷，苔白不渴，诊脉沉迟，寒霍乱症也。秽浊内伏，兼受寒湿，淆乱清浊，升降失常。倘用寒凉遏抑，中阳更伤，秽浊蟠踞于中，正气散失于外，变端甚速；非芳香解秽，燥湿散寒，终难补救。遂用藿香梗一钱、苏梗一钱、荆芥一钱、陈皮一钱、茅术一钱、厚朴一钱、甘草八分、茯苓二钱、蚕砂三钱、大腹皮钱半、制半夏钱半。一剂而愈。

南京马寿臣 霍乱吐泻，胸腹胀痛，发热头痛，舌苔白，诊脉浮弦而缓，此风邪外袭，湿热内结，气机皆阻。用藿香梗一钱、荆芥钱半、防风钱半、陈皮一钱、苍术一钱、厚朴一钱、大腹皮钱半、六神曲四钱、香豆豉三钱。连服二剂，汗出热退，吐泻腹痛皆止。惟脘闷口干，不思饮食，夜不成寐，外邪已解而胃阴虚也。治宜甘凉益胃。用南沙参四钱、麦门冬三钱、川石斛三钱、生白芍一钱、生甘草四分、冬瓜子四钱、生谷芽四钱。三剂全安。

广东马君蔼初 癸巳季夏望日，遇于途，向余称谢云，昨病霍乱吐泻，腹痛肢麻，命不绝如缕。蒙公诊视，药到病除，感何可喻。今有要事，必须亲往经理，体虽困倦，精力尚可支持。余谓病退体虚，当静养数日，切勿过劳。录其方：苏叶一钱、蚕砂三钱、制半夏钱半、藿香梗一钱、荆芥一钱、陈皮一钱、茅术一钱、川厚朴一钱、甘草一钱、茯苓二钱、大腹皮钱半，煎汤送下麝香一厘。芳香逐秽，燥湿祛寒，是治寒霍乱之正法也。

宁波杨君文蔚　乙未秋，病霍乱吐泻，腹痛肢冷，苔白不渴，腿足转筋，延余往诊，六脉沉伏，此寒霍乱也。秽浊内伏，寒湿伤中，清浊混淆，木来克土，非温中化浊不为功。遂用肉桂一钱、干姜一钱、蚕砂三钱、木瓜一钱、藿香一钱、苏梗一钱、陈皮一钱、半夏钱半、茅术一钱、甘草八分。一剂知，二剂已。

郭君清溪　霍乱吐泻，腹痛肢麻，头眩作恶，口渴引饮，苔黄溲赤，六脉沉伏，显系热霍乱症，勿因脉伏生疑。秽浊内蕴，暑湿交蒸，淆乱清浊，气阻津伤，倘因脉伏而投温药，势必痉厥。遂用酒炒黄芩一钱、酒炒黄连五分、吴茱萸一分、豆豉三钱、桑叶三钱、滑石三钱、冬瓜子四钱、蚕砂三钱、银花三钱、橘红一钱、竹茹一钱、通草一钱、薄荷一钱。一剂而安。

安徽汪瑞庭　霍乱吐泻，发热头晕，胸腹作痛，腿足转筋，舌苔黄白相间，诊脉弦细而缓，此暑湿内蕴，淆乱清浊，木旺克土，气闭不宣。用藿香梗一钱、紫苏叶一钱、荆芥一钱、陈皮一钱、焦茅术一钱、川厚朴一钱、酒炒黄连二分、淡吴萸二分、木瓜钱半、大腹皮钱半、豆豉三钱、川楝肉钱半。一剂而康。

霍乱必挟秽浊，暑湿霍乱，中无秽浊者，往往有之。苏州高妪，庚申夏，病暑湿霍乱，胸腹作痛，上吐下泻，发热脘闷，舌苔黄腻，口渴引饮，小溲短赤，脉象弦数。暑湿交蒸，上壅下迫，中道窒塞，否象毕呈。法当清暑渗湿。方用酒炒黄芩钱半、酒炒黄连三分、滑石三钱、酒炒木通一钱、豆豉三钱、桑叶钱半、山栀钱半、薄荷叶一钱、连翘钱半、银花三钱、枳壳一钱、甘草五分、竹茹一钱。一剂病减，再剂霍然。

南京沙君聚东之室　癸亥春，病温热霍乱，胸腹作痛，呕吐泄泻，发热头疼，口渴苔黄，脉来浮弦洪数。肺邪顺传于胃，下迫大肠，津液宣布无权，气机流行失职，与挟秽浊之霍乱迥殊。此霍乱之变局，非霍乱之正局，刘河间苦辛寒泄邪清热，最合机宜。遂用酒炒黄连三分、吴茱萸一分、豆豉三钱、山栀钱半、桑叶钱半、石斛三钱、甘草五分、薄荷一钱、冬瓜子四钱、生熟谷芽各四钱。进一剂，汗出热退，腹疼头痛吐泻皆止。改用甘凉生津，以善其后。

常州杨君廷选　甲午冬，病伤寒霍乱，吐泻交作，胸腹作痛，恶寒发热，头痛苔白，脉象浮迟。寒湿蕴结于中，淆乱清浊，风寒外袭，营卫因而不和，似霍乱而非霍乱，因其吐泻，又不得不以霍乱名之，仲景所谓伤寒霍乱者是也。法当温中解表，理中、五苓加减主之。干姜一钱、生甘草八分、焦茅术一钱、云茯苓二钱、防风钱半、桂枝一钱。一剂而安。

杭州凌海槎之妻　己酉中秋，病霍乱吐泻，腹痛肢冷，发麻发热，苔黄，口渴引饮，小便色赤，脉来弦数。秽浊内蕴，暑湿外侵，中道气阻，清浊淆乱，病势虽危，尚可设法。芳香解秽，清暑渗湿，最合机宜。方用酒炒黄连三分、滑石三钱、酒炒黄芩一钱、粉葛根二钱、苦桔梗一钱、晚蚕砂三钱、粉甘草一钱、枳壳一钱、车前子三钱、竹茹一钱、荷叶一角。进一剂，腹痛吐泻即止，四肢转温。秽浊已解，暑湿未清。发热尚炽，口渴引饮，苔黄溲赤，照前方去葛根、桔梗、蚕砂、枳壳、荷叶，加薄荷一钱、蝉衣一钱、桑叶一钱。进一剂，汗出热退，苔化溲清。惟心悸口干，头眩不寐，饮食少进。暑湿皆退，胃阴已虚，当用甘润养胃。沙参四钱、麦冬三钱、茯苓二钱、川石斛三钱、天花粉三钱、甘草八分、川贝母二钱、陈皮白五分。连服五剂而跃然起。

常州杨廷选之夫人　发热头痛，呕吐泄泻，胸腹痛不可忍，舌苔白，诊脉浮弦而缓。此寒湿内蕴，风寒外袭，气机皆阻。用酒炒羌活一钱、防风钱半、荆芥钱半、苏梗钱半、陈皮一钱、苍术一钱、厚朴一钱、甘草五分、赤苓三钱、生姜三片。一剂而愈。

上海曹瑞生　己酉秋，病干霍乱，胸腹绞痛难忍，欲吐不得吐，欲泻不得泻，头晕肢麻，六脉沉伏。秽浊极重，闭塞气道，上下不通，危在顷刻，非芳香逐秽，断难挽回。遂用紫雪丹五分。服后即吐两次，泻三次，腹痛顿止，饮以冬瓜汤而愈。曾记己卯夏，治孟河丘达春干霍乱症，腹痛难忍，欲吐不吐，欲泻不泻，四肢麻冷，用太乙玉枢丹八分，吐泻交作而安。此症最险，皆借芳香逐秽之力，以奏肤功。

夏月中寒，每有腹痛吐泻见症，倘误认为霍乱，而治失其宜，危殆立至。甲午夏，郭善臣军门驻节申江，病腹疼吐泻，舌苔白，口不干，肢冷汗多，口鼻气冷，脉来沉细而迟。寒中太阴，中阳不司旋运。群医或主清解，或主温散。余谓辛热通阳，犹恐力有不逮，若用清解温散，真阳即有飞越之虞。遂以四逆汤加白术主之。制附子五钱、淡干姜三钱、炙甘草一钱、生白术二钱。军门知医，力排众议而用余药，一啜而安。此症本是伤寒门中之中寒病，与霍乱大相径庭。因夏月避暑贪凉，间或有患此病者，特附记于此，以便治霍乱者临症时当明辨之，否则误人匪浅。

十、痧　胀

江宁布政使黄花农之子桂卿　患痧胀，发热凛寒，头晕作恶，胸脘胀满，头面胸背手足发麻，竟有命在顷刻之势。余诊其六脉沉伏，此邪挟浊秽，遏抑气机，气道不通，血肉皆死。先刺少商穴两针，委中穴两针。用青钱着菜油刮颈项背，纹色紫黑，发麻稍定。方用香豆豉三钱、薄荷叶一钱、冬桑叶钱半、净银花三钱、象贝母三钱、大杏仁三钱、冬瓜子四钱、川通草五分、鲜竹茹一钱、鲜芦根二两。服一剂，即汗出热退而愈。

丹阳虞子垞之令堂　年已六十有五，忽患痧胀，腹痛作恶，目不见物，耳不闻声，急延余诊，脉皆沉伏。邪挟秽浊，闭塞气道。必须劳香解秽，宣通气机。方用香豆豉三钱、藿香梗钱半、冬桑叶钱半、象贝母三钱、大杏仁三钱、陈广皮一钱、川通草一钱、鲜佩兰一钱、佛手露二钱。一剂知，二剂已。

十一、中　风

南京王春泉之母　年近古稀，病类中风，口眼㖞斜，神迷呓语，喉痛头眩，口渴引饮，舌苔黄腻，满布到尖，胸脘痞闷，肢节酸疼，饮食不进已三日，势濒于危。予往诊之，脉弦数而滑。阴血已虚，肝阳化风，挟痰热上灼胃阴心营。治必滋液熄风，导痰下行。方用玄参钱半、北沙参四钱、嫩钩藤钱半、川贝母三钱、栝楼仁四钱、川石斛三钱、江枳壳一钱、僵蚕三钱、火麻仁五钱、竹沥二两、杏仁三钱。进一剂，大便畅行三次，痰从下泄，神识清，呓语止，胸腹皆舒，饮食渐进。照前方去麻仁，加鲜生地四钱、麦冬三钱、天花粉三钱、桑枝五钱。连进三剂，喉痛苔黄、口渴引饮、肢节酸疼皆退。照前方去北沙参，加西洋参三钱、生梨五片、荸荠五枚。调理兼旬而愈。

上海王和侯之令堂　口眼㖞斜，口干苔黄。延余诊之，脉来右关滑大，痰火消烁胃阴已著。方用川贝母三钱、天花粉三钱、川石斛三钱、直僵蚕三钱、钩藤钱半、麦冬三钱、橘红一钱、胆星五分、竹沥二两、羚羊角八分。连进十剂，痰火清而口眼正。惟神迷嗜卧，此心营虚而中气无主。改用吉林参须五分、甘草水炒远志五分、炒枣仁二钱、茯神二钱、当归二钱、橘红一钱、麦冬二钱、法半夏钱半、川贝母三钱、龙眼肉五枚。服六剂，神清而愈。

广东陈仰园 患类中，头晕面赤，心烦内热，右手足麻木不仁，势极可危。急延余诊，脉来弦滑数大。肝阳化风，挟痰热中络，偏枯已著。治必熄风化痰，清热通络，方可向安。方用羚羊角一钱、川贝母三钱、天花粉三钱、川石斛三钱、陈橘红五分、僵蚕三钱、丝瓜络二钱、桑枝二钱、淡竹沥二两。连进三剂，头眩面赤、心烦内热皆退。右手足仍麻木不能举动。肝风鼓动之势虽平，痰热尚未尽化。照前方去僵蚕，加海蛤粉三钱、南沙参四钱、苡仁四钱、荸荠五枚。连进十剂，手足皆能运动。照前方加麦冬三钱、白芍钱半。再进十剂，手足麻木方止，步履如常而愈。

山东刘荫堂 患类中，神迷不语，肢冷汗多，势极危险。余诊其脉沉弱，阳气有散失之象，非比风痰阻窍，可用熄风化痰之品，必须温补通阳，方可补救。乃予别直参三钱、制附子二钱、炙甘草一钱。一剂汗止肢温，再剂神清能言。照前方去附子，加枸杞子三钱、当归二钱、陈皮一钱、制半夏钱半、苁蓉三钱、白芍钱半、白术一钱、红枣五枚。连服十剂遂愈。

新简广东盐运使国都转 旗人，出京赴任，道经沪上，忽患中风，神迷不语，右手足麻木不仁，就诊于余。诊脉浮弦缓滑，此外风挟痰中胃。祛风豁痰，尚可望愈。遂用双钩藤三钱、冬桑叶三钱、甘菊花二钱、化橘红一钱、制半夏钱半、川贝母三钱、直僵蚕二钱、竹沥二两、姜汁半匙冲服。连进二剂，而神清能言，右手运动如常，惟右腿足尚觉麻木酸痛，必须扶持而后可行。外风已解，胃气流行，而筋络中湿痰未化，营卫周流至此阻滞。治必清化络中痰湿，俾营卫通行无阻，方可投补。倘补之太早，致湿痰漫无出路，恐成偏枯。照前方去钩藤、桑叶，加丝瓜络三钱、桑枝三钱。都转急欲履新，更医竟投温补。闻得五六日后，舌强言謇，右半身不遂，竟成废人，甚可惜也。

上海钱润身之令堂 年届六旬，忽患中风，舌不能言，右手足麻木不仁。他医用至宝丹不应，又用保元汤，病转剧，神识昏迷。延余诊之，脉来浮弦滑数。此痰热内盛，牵引外风，阻塞清窍，机窍不灵；且风痰内中包络，神昏舌强，与治宜芳香宣窍者迥别，与气虚痰盛、气促汗多，治宜益气豁痰者，又复不同。遂用羚羊角一钱、双钩藤钱半、蝉衣一钱、川贝母三钱、天花粉三钱、川石斛三钱、橘红一钱、淡竹沥二两。服至六剂，舌即能言。照前方去蝉衣、钩藤，加南沙参四钱、丝瓜络钱半、桑枝三钱、麦冬三钱。连服十剂，右手足运动如常而愈。后三年复中而殁。

安徽杨妪 因郁怒仆地，不省人事。诊脉沉细。身凉喉无痰声，此气中也。中风身热，中气身凉。中风喉有痰声，中气喉无痰声。怒动肝气，挟痰阻窍，气有升而无降，厥逆所由来也。用陈皮一钱、制半夏钱半、川厚朴一钱、紫苏叶一钱、金香附钱半、白蔻仁一钱、竹沥二两、姜汁半匙。一剂而安。

十二、痿

扬州严允之　腿足瘫痿，不能步履。余诊其脉沉细。湿热入络，营卫不能通行。方用萆薢钱半、苡仁四钱、地肤子三钱、五加皮二钱、宣木瓜钱半、西秦艽一钱、橘络钱半、丝瓜络钱半、北沙参四钱、大白芍钱半、川石斛三钱、川贝母三钱、桑枝三钱。连服三十剂而愈。

安徽汪庭熙　腿足作痛，不能步履。余诊脉细弦。湿痰入络，营卫交阻。方用全当归二钱、云茯苓二钱、苡仁四钱、茅术一钱、地肤子三钱、五加皮二钱、川贝母三钱、制半夏二钱、宣木瓜钱半、西秦艽一钱、陈广皮一钱、甜瓜子三钱、桑枝三钱。连服三十剂而愈。

南京马鹤年　咳嗽音喑，内热口干，肢节作痛，两手屈而不伸，两足痿躄而不能步履，余诊其脉弦大而滑。积湿生痰，积痰生热，流窜节络，营卫交阻。方用羚羊角一钱、川贝母三钱、川石斛三钱、天花粉三钱、北沙参四钱、牡丹皮二钱、赤芍药钱半、栝楼皮三钱、川楝肉钱半、丝瓜络钱半、鲜竹沥二两。服二十剂，语音亮而咳嗽止。再服二十剂，内热退而口干止。又服六十剂，手脚运动如常而愈。

江西王鹤龄　患阳痿且缩，肢节阴酸，精神委顿，呵欠时作。余诊其脉细弱，脾肾阳虚已极。用白术一钱、高丽参二钱、甘草一钱、制附片五钱、炮姜一钱、肉桂五分、黄芪一两半、鹿茸一钱、杜仲三钱、续断二钱、当归二钱、陈皮一钱、大枣三枚。连服十剂而愈。

祖怡注：此用温补，参、附、姜、桂、茸，俱已全备，谁说费氏医学专主凉润哉！

十三、痹

胞弟惠甫　嗜饮病痹，右腿足作痛，不能步履，家慈忧之，恐成残废。余诊脉弦细，是湿热入络所致。化湿通络，其痛自止。家慈曰：病果可愈，吾复何忧。方用生苡仁四钱、川萆薢钱半、地肤子三钱、西秦艽一钱、南沙参四钱、川石斛三钱、象贝母三钱、鲜竹茹钱半、薄橘红五分、冬瓜子四钱、丝瓜络钱半、嫩桑枝八钱。连服十剂，腿痛已止，步履如常。

常熟屈大令　右手足不仁，艰于步履。延余诊治，脉来右寸关细滑。此气血皆虚，不能流灌筋节，湿痰乘虚入络，筋络因而不舒。方用青防风三钱煎汁炒黄芪三两、全当归二钱、大白芍钱半、潞党参四钱、炙甘草一钱、制半夏钱半、陈橘络一钱、丝瓜络钱半、桑枝三钱、川贝母三钱，加姜汁廿滴、竹沥四两冲服。连进四十剂，手足运动如常。

相任注：黄芪用至三两，谁说费氏只会用轻药而不会用重药呢？

孟河丁顺高 向来嗜饮，忽发热口干，肢节肿痛，不能行动。余诊脉浮弦滑数。外邪挟湿热，流入筋络分肉之间，营卫交阻。方用香豆豉三钱、黑山栀钱半、牛蒡子钱半、薄荷一钱、赤苓三钱、苡仁四钱、冬瓜子四钱、天花粉三钱、象贝母三钱、杏仁三钱、竹茹一钱。连进三剂，汗出热退，惟肢节仍肿痛，此外邪解而湿热未清也。照前方去豆豉、山栀、牛蒡、薄荷，加羚羊角一钱、五加皮二钱、地肤子三钱、丝瓜络钱半、桑枝三钱、鲜竹沥二两。连进六剂，肿痛皆止，筋络亦舒，霍然而愈。

广东陆云卿 患右手腕浮肿，筋络牵制，右膝膑肿痛，不能步履。余诊其脉，右寸关弦缓。肺胃湿热，流窜经络分肉之间。治必渗湿消痰，宣通筋络。方用苡仁四钱、茯苓三钱、地肤子三钱、五加皮二钱、甜瓜子二钱、川贝母三钱、栝楼皮二钱、杏仁三钱、秦艽一钱、橘红一钱、白蒺藜三钱、桑枝三钱。连进二剂，肿消痛止，行动如常而愈。

十四、诸　痛

镇江吴君季农 患齿痛龈肿。外科指为牙痛，用凉药清热，齿龈痛肿更甚，又加胸脘气闷，夜难平卧，汗出颇多。余诊其脉弦细。此外感风邪，引动湿痰阻塞，胃气不降，郁而化热。经云：火郁发之。邪解气通，其热自清。用冬桑叶钱半、陈皮一钱、半夏钱半、象贝母三钱、厚朴花八分、台乌药一钱、苡仁二钱、茯苓二钱、冬瓜子四钱、佛手五分。

两剂即愈。

金坛冯振清　右胁作痛，牵引胸腹，即大便频行。咳嗽口干，余诊其脉，右寸弦结。此肺郁不舒，经所谓肺心痛者是也。方用嫩桔梗一钱、粉甘草五分、大白芍钱半、南沙参四钱、甜杏仁三钱、薄橘红五分、冬瓜子四钱。一剂知，二剂已。

江西李德元　患胸脘作痛，咳嗽食少。余诊脉弦滑。此湿痰阻塞肺胃，气不下降。治宜化湿痰而肃肺胃，方为合法。方用酒炒薤白三钱、制半夏钱半、全栝楼三钱、橘红一钱、杏仁三钱、炙紫菀一钱、冬瓜子四钱。一剂痛止，再剂咳平，遂愈。

安徽陈竹亭　患胸腹作痛，心烦遗精。余诊其脉细弦。此胃气虚寒，而肝阳疏泄太过也。治必温胃清肝。方用别直参一钱、毕澄茄一钱、淡吴萸三分、陈广皮一钱、制半夏钱半、全当归二钱、左牡蛎四钱、广木香五分。连服八剂而愈。

如皋刘清溪　入夜脘痛，诸药不效。余诊脉弦大而牢。此瘀血阻气，徒调肝胃无益。方用延胡索一钱、金铃子钱半、红花五分、桃仁一钱、广木香五分、广陈皮一钱、当归二钱、丹参二钱，连服二剂，粪如胶漆而愈。

上海姚妪　胸腹作痛，饮食减少，数年图治无功。余诊其脉沉弦。此肝阳刑胃，胃气失降。酸苦泄肝，甘凉养胃，必能获效。遂用白芍钱半、牡蛎四钱、川楝肉钱半、木瓜钱半、酒炒黄连二分、吴茱萸一分、北沙参四钱、栝楼皮三钱、川石斛三钱、陈皮一钱。连进三十剂而全愈。

上海吕润泉　右胁肋作痛异常，坐卧不安，已经匝月，就余治之，诊脉细弦。此肺阴虚而痰火盛也。遂用西洋参一钱、麦冬二钱、白芍钱半、甘草五分、酒炒黄连二分、吴茱萸一分、栝楼皮三钱、川石斛三钱、杏仁三钱、竹茹一钱、广皮五分。两剂而安。

松江朱君明昌　病胸胁作痛。服辛通药，其痛更甚，溲浊带血，茎中刺痛。西药治之，时减时增，反加呛咳吐血，就余诊治。脉象滑大而数。痰热阻气灼阴，阴液宣布无权，气机流行失职。遂用北沙参四钱、川石斛三钱、栝楼皮三钱、甜杏仁三钱、京玄参一钱、女贞子三钱、生白芍钱半、金铃子钱半、冬瓜子四钱、生熟谷芽各四钱、云茯神二钱、银杏肉十粒、莲子心五分。服六剂而安。

湖州施紫卿　胸腹作痛，陡然而来，截然而止，痛时口多清涎。余诊其脉细弦而结，此虫痛也。方用大雷丸三钱、使君子三钱、陈鹤虱三钱、南沙参四钱、川石斛三钱、陈广皮一钱、开口花椒子十粒。二剂，大便下虫一条而愈。

十五、情　志

上海道袁海观　因事忧郁，胸腹胀瘪不舒，纳呆不易运化，口干苔腻，神倦嗜卧。延余诊之，脉极沉细。此肝郁挟痰阻胃，气失通降。治必条达肝气，渗湿清热，令胃和自愈。方用川芎八分、香附钱半、黑山栀钱半、焦茅术一钱、六神曲三钱、石斛三钱、川贝三钱、南沙参四钱、陈皮一钱。连进六剂而愈。

淮安丁宝铨 患肝阳挟痰饮，常觉左胁肋气滞作痛不舒，喉痛偏左，牵引太阳作胀。遍治罔效。余诊脉沉细而弦。肝阳上升，挟痰饮阻气灼阴，宣布无权。当养阴清肝，兼蠲痰饮。方用玄参一钱、沙参四钱、栝楼皮三钱、橘红八分、白蒺藜三钱、女贞子三钱、地肤子三钱、冬瓜子四钱、连皮苓四钱、旋覆花一钱、通天草三钱、金铃子钱半。连服十余剂而愈。

南京蒋星阶之夫人 内热口干，头眩目燥，胸脘胀潆，食入即吐，每日只进米汤数匙，夜不成寐。余诊脉细弦。此肝阳挟痰阻胃，气不下降。方用大白芍钱半、左牡蛎四钱、川楝肉钱半、北沙参四钱、大麦冬三钱、川石斛三钱、川贝母三钱、枳实一钱、橘红八分、竹茹一钱、冬瓜子四钱。连进五剂，吐止食进，每日可食米粥两碗。再进五剂，内热口干、头眩目燥皆退，夜寐亦酣而愈。

治广东梁君肝胃病方：

北沙参八两　杭麦冬六两　川贝母六两　白茯苓四两　杭白芍三两　煅研牡蛎八两　金铃子三两　黑山栀三两　绵杜仲六两　女贞子六两　杭菊花三两　栝楼皮六两　炒鸡金六两　煨枳壳二两　陈橘红二两

上十五味，取细粉，用川石斛六两、鲜荸荠去皮一斤、生熟谷芽各十二两、冬瓜子八两，煎汤法丸。每服二钱，开水送下。

湖北万欣陶之夫人　平时心悸头眩，腰酸腿麻。每发战栗，床皆震动，虽复重衾不暖。温补年余，病势反增，就治于余。诊得六脉沉细，左关带弦。是阴虚于下，阳升于上，灼津耗气；津亏气弱，不能卫外而砥中。非峻补真阴，苦以坚之，介以潜之，断难获效。遂用大生地四钱、明天冬二钱、大麦冬三钱、大白芍钱半、川黄柏一钱、川石斛三钱、败龟版四钱。左牡蛎四钱。进二剂，颇安。即照方连服三十剂，病乃霍然。万氏曰：前进温补阳气而危，今服育阴潜阳而愈。症固奇，而治法更奇。

祖怡注：此肝病也。为温补所误，津液日涸，以致营卫俱涩，阳欲外达而不能，阴欲内守而不得。先生用育阴潜阳法，则木得滋养而欣欣向荣，气机通畅，营卫流行，尚何战慄畏寒之有！

镇江游桂馨之夫人　咳嗽内热，口干舌绛，腰痛肢酸，心悸头晕，自觉身非已有，夜不成寐，筋惕肉瞤，大便燥结。卧床半载，每日只饮米汤数匙。群医皆谓此症万无生理，延余诊之。脉来沉细而弦。每月天癸仍来，冲任之血未枯，元气何从散失！不过肝阳升逆，销铄肺胃阴液，肺失清肃之权，胃少冲和之气耳。病虽危，尚可治。桂翁喜出望外，急请处方。乃用吉林参一钱、西洋参一钱、麦冬二钱、川贝母三钱、川石斛三钱、九制熟地四钱、生龟版四钱、牡蛎四钱、炒枣仁二钱、川杜仲三钱、橘红五分、甘草三分，毛燕三钱绢包煎汤代水。连进五剂，内热口干，心悸头晕皆退，夜寐颇安，每日能进米粥三四盏。照前方再进五剂，咳嗽舌绛、腰痛肢酸、筋惕肉瞤皆愈，大便通畅，能起坐，每日可进干饭一盏、米粥三盏。肝阳升逆之势已平，肺胃有肃降之权。仍照前方，服至三十剂，即康复如初。

佚名　肝阳上亢，挟湿痰蒙蔽包络，神明无主，如浮云蔽日，虽照无光。神识乍清乍昧，时常喜哭，夜不成寐。包络受病，已无疑义。大便燥结，必五六日一行，或肌热，或手足心内热，无非痰火灼阴见症。辛凉清热，未免耗气伤津。脉来弦滑。清通神明，降火消痰，颇为合度。宜宗前法，更进一筹。

北沙参四钱　京玄参一钱　云茯神二钱　细木通一钱　薄橘红一钱　川贝母二钱　天竹黄五分　陈胆星五分　栝楼皮三钱　江枳壳一钱　鲜竹茹一钱　钩藤钩一钱半　甜杏仁三钱　川雅连一分　荸荠五枚　牛黄末五厘，过服

佚名　抑郁伤肝，火升无制，挟痰销铄心营，神魂飞越，夜不成寐，喜笑呓语，坐立倾斜。经谓神伤则惧恐自失，魂伤则不正当人。脉沉细而弦。宜清火化痰，镇魂安神。

北沙参四钱　大麦冬三钱　云茯神二钱　川贝母三钱　羚羊角五分　乌犀角五分　苍龙齿四钱　左牡蛎四钱　生鳖甲四钱　陈胆星一钱　甘草五分　薄橘红一钱　鲜竹沥二两，冲入　灯芯三尺

孟河丘禧保　神昏面赤，口噤不语，喉有痰声，诊脉弦滑数大。向来嗜酒，积湿生痰，积痰生热，引动肝风，上扰包络，神明出入之窍皆闭。用至宝丹一分，开水化服。神识即清，面赤痰声皆退。惟舌本强硬，语言謇涩。肝风鼓动之势虽平，络中痰热未化。用珍珠一分、牛黄一分、琥珀三分，均研末过服。天花粉三钱、川贝母三钱、化橘红五分、鲜竹沥四两、姜汁三滴冲服。连进三剂，舌转能言而安。

佚名　肺金清肃之令下行，呛咳咯血、内热口干、苔黄耳鸣皆退，但时有神昏发厥，肢节抽掣。肾阴久虚，水不涵木，肝阳化为风火，挟痰上阻包络，神明无主，脉来弦滑。治宜益肾清肝，兼化痰热。

北沙参四钱　麦门冬二钱　青龙齿三钱　左牡蛎四钱　云茯神三钱　川石斛三钱　川贝母三钱　黑料豆三钱　嫩钩藤一钱半　炙僵蚕二钱　江枳壳一钱　淡竹茹一钱　黑沉香二分，磨冲　青铅一两，先煎

安徽程柏甫之令弟　猝然神昏发厥，肢节抽掣，口眼牵动。余诊脉细弦，此肾失封藏，肝阳上越，扰乱神明，与痰厥迥别。用大生地四钱、天冬三钱、麦冬三钱、牡蛎四钱、龙齿三钱、白芍钱半、石斛四钱、败龟版四钱、青铅二两。进一剂，厥止神清。照前方加西洋参钱半。连服十剂而愈。

高邮杨惠亭　患痫病，脘闷头眩，神昏发厥，肢节抽掣。余诊脉沉弦而滑。肝风内动，挟痰上扰包络，神明无主。治宜熄风镇逆，消痰清络。方用玄参一钱、大麦冬三

钱、白茯神二钱、黑沉香三分、黑料豆三钱、左牡蛎四钱、花龙齿二钱、陈广皮一钱、制半夏钱半、川贝母三钱、僵蚕三钱、江枳壳一钱、竹茹一钱、嫩钩藤钱半、琥珀屑五厘。连进三十剂，遂愈。

佚名 肝阳升腾之势渐平，津液可能宣布，内热口干已减，但颈生瘰疬偏右，腋下又结成痰核。脾肾久虚，痰热蕴结，耗气灼阴。脉弦略减，沉滑如前。宜宗前法，以丸方善其后。

西洋参三两　大麦冬六两　川贝母六两　栝楼皮六两　云茯苓四两　女贞子六两　橘红一两　白矾三两　糯米八两

上九味，依法取粉，用石斛六两、竹茹三两、荸荠十二两，煎浓汤法丸。每日服三钱，开水送下。

十六、不　寐

松江于君佑青 癸丑仲冬，因感冒后，心烦懊恼，彻夜不寐，火升面热，目赤夜痛，饮食不进已经五日，势濒于危，延余往诊。风雪交加，寒气极重。诊脉细弱。胃阴已虚，中无砥柱，肝阳上亢，挟痰热上蒸清道。胃病则生化源穷，关系甚大，必须甘润养胃。若能胃阴来复，则痰火自平，最忌苦寒伤中。检前服药方多用黄连，病情因此增剧。遂用北沙参四钱、大麦冬三钱、粉甘草五分、生枳壳一钱、生石决四钱、川贝母三钱、栝楼皮三钱、川石斛三钱、冬瓜子四钱、生熟谷芽各四钱、鲜竹茹一钱。一剂，夜寐颇安，能进米粥二盏。照前方又服一剂，心烦懊恍、目赤夜痛皆退，能进干饭二盏。照前方加海浮石三钱，再服一剂，眠食俱佳，精神振作，病已霍然。

广东李茂堂　心悸不寐，右足趾作痛，牵引足跗，鼻塞涕多。此中虚血亏，湿痰入络，而兼感冒也。须补散兼行，化痰通络，方合法度。方用吉林参须五分、嫩苏梗一钱、陈广皮一钱、制半夏钱半、象贝母三钱、苡仁四钱、左秦艽一钱、杏仁三钱、栝楼三钱、地肤子三钱、五加皮二钱、甜瓜子三钱、北秫米三钱、嫩桑枝三钱。连进三剂，鼻通涕少，右足趾作痛已止，夜寐亦酣。外邪清而湿痰化，足筋自舒。改用别直参一钱、全当归二钱、陈广皮一钱、制半夏钱半、象贝母三钱、柏子仁二钱、云茯神二钱、北秫米三钱、龙眼肉五枚。服六剂而愈。

广东姚仁峰　心悸不寐，肢麻怯冷，食入作吐，余诊其脉，左弦右缓。中气久虚，湿痰阻胃。遂用高丽参一钱、茯神二钱、白术一钱、当归二钱、枣仁钱半、远志八分、广皮一钱、半夏钱半、茅术一钱、木香五分、砂仁一钱、炮姜八分、龙眼肉三枚。连服十剂而愈。

苏松太镇台张韶臣　彻夜不寐，心烦懊恍，难以名状，遗精阳痿，已经年余。遍治罔效，延余诊视。脉来弦大而滑。此阴虚阳亢，心肾不交。治必育阴潜阳。方用大生地三钱、龟版四钱、牡蛎四钱、女贞子三钱、杭白芍钱半、大麦冬三钱、川石斛三钱、陈橘红五分、白茯神二钱、鸡子黄一个冲服。连进三十剂，心烦懊侬已止，入夜能寐而未酣畅，遗精阳痿仍然。肝阳已平，心肾交通；肾阴尚虚，精气不固。照前方加九制熟地三钱、川黄柏一钱、猪脊髓一条。接服五十剂，遗精止而阳刚振。张氏年已五旬，尚无嗣续，来年妾生一子。张氏喜甚，因问曰，遗精烦躁，彻夜不寐，固是阴虚阳盛；至于阳痿，多属阳虚，前服鹿茸，阳痿更甚；今服补阴药，阳刚即振，而且得子，此何理也？答曰，孟子谓七八月之间旱，则苗槁矣；天油然作云，沛然下雨，则苗勃然兴之矣。可为此症铁板注脚。张氏为之首肯。

十七、遗　精

佚名　脾肾久虚，中无砥柱之权，下失封藏之固。屡次遗精，胸腹作胀，呛咳气急。积湿生痰，阻塞肺胃，气不通降。脉来弦滑。治宜脾肾并培，兼化湿痰。

冬青子三钱　大白芍一钱半　左牡蛎四钱　生杜仲三钱　象贝母三钱　栝楼皮三钱　南沙参四钱　陈橘红八分　冬瓜子四钱　甜杏仁三钱　炙内金三钱　生谷芽四钱　熟谷芽四钱

南京金君利生　患腿足软弱无力，行动时常倾跌，遗精音喑，内热食少，心悸耳鸣。精虚及气，中难提挈，下失封藏。脉来细弱。平日利湿太过，精气皆伤。治当益气固精。方用潞党参四钱、西洋参一钱、绵黄芪七钱、甘草五分、杜仲三钱、女贞子三钱、白芍钱半、柏子仁二钱、黑料豆三钱、栝楼皮二钱、石斛三钱、陈皮一钱、竹茹一钱、荷叶一角。服三十剂而愈。

佚名　经谓肾藏精。屡次遗精，肾阴久虚，封藏不固，已可概见。劳力伤脾，中无砥柱，精神委顿，四肢无力，脉来沉细而弦。治宜脾肾并补，兼固精气。

人参须五分　西洋参一钱　大麦冬三钱　左牡蛎四钱　女贞子三钱　大白芍一钱半　川石斛三钱　生甘草五分　陈皮一钱　冬瓜子四钱　生熟谷芽各四钱　荷叶一角

南汇沈仲明　遗精心悸，肌肉暴瘦。脉来沉细。肾阴久虚，封藏不固；中气更亏，不能摄精。方用别直参三钱、黄芪三钱、甘草五分、大生地三钱、潼沙苑三钱、白芍钱半、牡蛎四钱、麦冬三钱、莲子十粒，连服三十剂，遗精止而肌肉丰。

佚名　肝阳疏泄之势渐平，下元封藏已固，遗精已止，内热盗汗均退，惟间或口干，劳动则气急。脉来细缓。肾阴尚虚，气不收纳。经谓损其肾者益其精。治宜补肾益气，兼清肝阳。

西洋参二钱　大麦冬三钱　上沉香二分　大生地三钱　生杜仲三钱　左牡蛎四钱　苍龙齿二钱　冬青子三钱　生白芍一钱半　川石斛三钱　生甘草五分　陈橘红八分　佩兰叶一钱　冬瓜子四钱　生熟谷芽各四钱　莲子十粒，去心

佚名　胸脘痞闷，短气头眩，手指麻木已退，肝阳渐平，胃气宣布。惟肾阴久亏，摄纳无权，遗精眼花，见色流

精，小溲甚多，不能静坐，脉弦之象稍减，沉细如常。宜宗前法进治。

人参须五分　西洋参一钱　生白芍一钱半　女贞子三钱　白莲须一钱　生杜仲三钱　黑料豆三钱　广皮白五分　剪芡实三钱炙内金三钱　大麦冬二钱　荷叶一角

福建高君镜心　病阳缩囊冷，小溲带浊，遗精腰痛，腿软头痛，内热不寐，饮食少进，手冷出汗。脉极弦细。肾阴久虚，封藏不固，肝阳上亢，消烁津液；阴伤及气，中无砥柱。治宜益肾清肝，培养中气。方用吉林参五分、西洋参钱半、杜仲三钱、川续断二钱、女贞子三钱、白芍钱半、甘草五分、麦冬三钱、石斛三钱、陈皮一钱、冬瓜子四钱、云茯神二钱、生熟谷芽各四钱、银杏肉十粒、珍珠粉一分过服。连服二十剂而愈。

通州魏仲宣　遗精心悸，腰疼腿酸，肌热头痛，口干胸闷。此心肾俱亏，而兼邪热灼津。治必先生津泄邪，俟邪清而后培养心肾。方用石斛三钱、天花粉三钱、甘草五分、豆豉三钱、黑山栀钱半、冬瓜子四钱、生谷芽四钱、广皮白五分、鲜竹茹一钱、冬桑叶一钱、荷叶一角。进两剂，热退脘舒，头痛口干皆止。邪热已清，当培补心肾。改用西洋参一钱、大麦冬三钱、杜仲三钱、白芍钱半、女贞子三钱、川石斛三钱、广皮一钱、大生地三钱、黑料豆三钱、龙眼肉十枚、荷叶一角。续服十剂而愈。

十八、虚　劳

台州李子华　内热溲赤，口渴引饮。医用养阴药，病反增剧。余诊其脉沉弱无力。此气虚不能化津。经谓中气不足，溲便为之变。可为此症实据。遂用黄芪三钱、高丽参二钱、甘草一钱、当归二钱、枸杞子三钱、陈皮一钱、半夏钱半、白术一钱、茯苓二钱、大枣三枚。连进十剂而愈。

湖南王石庵　胸腹作痛，得食则安，大便溏泄肢冷，诊脉细弱，此脾虚也。当甘温扶中。方用别直参二钱、益智仁钱半、大白芍钱半、粉甘草五分、陈广皮一钱、大枣二枚，五剂即愈。

湖南谭馥亭　心悸火升，头眩汗多，遍治无功，延余诊之。脉极沉细，此血虚也。当温养血分。方用枸杞子三钱、全当归二钱、柏子仁二钱、云茯神二钱、淮小麦三钱、甘草三分、大枣三枚。连服十剂，即霍然。

秦州卢君瑞卿　病气自少腹上冲胸脘作痛，懊侬内热，头汗如雨，痰内带血。脉来沉弦。肾阴久虚，水不涵木，肝阳升腾无制，销铄肺胃阴液。法当益肾清肝。方用女贞子三钱、白芍钱半、川杜仲三钱、羚羊角五分、黑山栀钱半、玄参一钱、西洋参一钱、鲜生地三钱、川楝肉钱半、川石斛三钱、川贝母三钱、栝楼皮三钱、鲜竹茹一钱、冬瓜子四钱、冬虫夏草一钱。连服三十剂而愈。

上海吕小岩　患咳嗽后右胁肋痛不可忍，已经月余，遍治罔效。精神委顿，头眩口干。余诊右寸脉极沉细，此肺虚而气不下降也。当清补肺阴，辛通苦降。方用西洋参一钱、麦冬三钱、白芍钱半、甘草五分、石斛三钱、栝楼皮三钱、酒炒黄连一分、吴茱萸一分、燕窝根钱半、南枣三枚。一剂痛减大半，再剂霍然。

祖怡注：咳嗽胁痛，似乎结胸痰饮，而此用凉润而愈。盖此肋痛是肝气，故用黄连、吴萸。而头眩亦非痰饮之头眩，口干亦非浊水不化、津液不生之口干，又必前医已多进温燥之剂，故此药二进而即瘥。

徽州张芝圃　咳嗽半年，所奇者每咳痰内必带毛如毫毛。诊脉右寸细如蛛丝。经谓肺合皮毛，此岂肺气大虚，不能托毛外长，而倒生于里耶！人有毫毛，犹地有草木，全是生生之气敷布于外，此症非大补肺气不为功。遂用潞党参四钱、绵黄芪三钱、大白芍钱半、粉甘草一钱，连服三十剂而全愈。

祖怡注：此等方用药并不奇，分量亦并不重，所难学者，在处方之时能决其为肺虚，而绝非别证。服数剂后，尚未大效之时，能把握得定，必须至三十剂乃愈。若在他人，则鲜有不为动摇者。一有动摇，而另易一方，则前功尽弃矣。然谓肺虚而毛倒生于里，乃不经之谈。

湖北朱荫辉　咳嗽腹痛，肢冷神倦。余诊其脉微弦，是气液皆虚，中无砥柱，肝阳上灼肺阴，清肃无权。用党参三钱、黄芪二钱、甘草五分、白芍钱半、沙参四钱、川石斛三钱、肥玉竹三钱、燕窝根钱半、陈皮白八分，连进五剂，咳嗽腹痛皆止，四肢温和，精神振作。此气液已复，而肝阳未平，故时觉心烦内热，口干头眩。改用沙参四钱、麦冬三钱、川石斛三钱、天花粉三钱、黑山栀钱半、菊花二钱、甘草五分、贝母一钱、竹茹一钱。连进四剂，心烦内热、口干头眩皆退，惟间或遗精，此肾阴虚也。用补肾固精，遂愈。

上海孙莲卿　患遗精。医用涩精固气，梦遗更甚，反加内热口渴，粒米不能下咽，每日只饮米汤数匙，神疲嗜卧，坐起即头晕难支。余诊其脉弦细，此肝阳疏泄太过，精不藏而下泄。固涩精气，肝阳转逆升而上，销铄胃阴；胃阴虚而气不下降，势将阴涸阳越。治必清肝阳，养胃阴，令谷气内充，化生阴液，方有转机。方用北沙参四钱、麦冬三钱、川石斛四钱、杭白芍钱半、生甘草三分、冬瓜子四钱、生谷芽四钱、白莲子十粒。进五剂，内热口渴皆退，米粥每日可进四五盏。再服五剂，能起坐，精神振作，每日可进干饭三盏。照前方连服十剂，眠食如常，遗精亦止，遂愈。

太仓周兰荪　腰痛遗精，腿足酸软，内热口干，饮食少进，养胃阴而大效。照前方加女贞子三钱、黑料豆三钱而愈。

嘉兴张吉甫　头眩眼花，内热口干，不思饮食，惊恐盗汗。亦养胃阴而大效。照前方去谷芽，加浮小麦五钱而愈。

苏州王瑞卿　咳嗽吐血，内热口干，肌肉消瘦，精神委顿，纳谷日减。亦养胃阴而大效。照前方去麦冬，加川贝母三钱、毛燕三钱而愈。

江西萧月楼　大便溏泄，内热口干，饮食减少，四肢无力，神倦嗜卧，养胃阴兼益气而大效。照前方加别直参一钱而愈。

湖北熊少梅　心悸懊恢，内热口干，食少自汗，头眩神疲，养胃阴兼益气而大效。照前方加别直参一钱、川贝母三钱而愈。余思肾虚补肾，脾虚补脾，惟胃气调和者相宜，若胃气不和，则滋补肾阴，徒令凝滞在脘，温补脾阳反致劫烁胃阴，饮食日减，虚何由复？经谓有胃气则生，无胃气则死。又谓胃为水谷之海，五脏六腑之大源。足见一身气血，皆从胃中谷气生化而来。胃病则宜调胃，若五脏无论何脏虚而关于胃者，必从胃治。胃气有权，脏虚皆可弥补，故胃之关系于一身最重。余治虚症，人视为万无生理者，胃阴虚即养胃阴，胃阴虚胃气亦虚，即养胃阴兼益胃气，无不应手取效，转危为安。生平治虚症，别有心得者在此。此类甚多，难以枚举，聊出以上六例，以告来学。凡遇虚症，千万勿忘有顾胃救人之第一必效之法在。

　　祖怡注：先生之于治胃，可谓知其要者，一言而终矣。一生心得，和盘托出，不以私其子孙，非有高度责任心之良医而何！

十九、脱

浙江巡抚余晋珊之第六子述珊　自觉气从少腹上冲至咽，即心烦头眩，小溲频数，汗出如雨，肢冷如冰。医因素体多痰，专行消痰顺气，初服颇安，后乃举发更甚，颧红气促，顷刻有欲脱之象。急延余诊。脉来细如蛛丝。此阴虚于下，阳越于上，阴阳枢纽势欲脱离。治必填补真阴，从阴引阳，则真阳方可下潜。遂用九制熟地八钱、川杜仲三钱、河车一具、上肉桂三分、吉林参一钱、大麦东三钱、明天冬二钱、大白芍钱半、左牡蛎四钱、花龙骨二钱、陈广皮一钱、川贝母二钱、制半夏钱半、猪尿泡一个同煎。连服三剂，诸羌皆退。照前方去猪尿泡，加猪脊髓四两、牛骨髓二两、羊骨髓二两，煎汤代水，服至百剂而愈。

盛杏荪第七女之乳妈　咳嗽月余，气喘汗多，不省人事，诸医束手无策，就治于余。脉来细如蛛丝，此下元封藏不固，真阳从此上越，竟成脱象。急用人参一钱、九制熟地四钱、紫河车四钱、杜仲三钱、五味子五分、麦冬三钱，煎成灌之，即神识清楚，汗止喘平。真阳下潜，无飞越之虞，而阴液内损，肺失清肃，呛咳仍作。照前方去五味、河车、麦冬、人参，加北沙参四钱、川石斛三钱、川贝母二钱，毛燕三钱绢包煎汤代水。连服十剂，咳止而愈。

宁波张姓，忘其名　咳嗽半年，忽气喘神迷欲脱，就治于余。诊其脉细弱，此肝肾皆虚，气不归原而浮于上，脱象已著。幸头面无汗，尚可挽回。方用人参一钱、九制熟地四钱、川杜仲三钱、牡蛎四钱、蛤蚧尾一对、白芍药钱半、橘红五分。一剂喘平神清。照方加西洋参一钱、川贝母二钱。连服三十剂而愈。

徽州程荫溪　呕吐如茶叶末状半盆，遂神昏不醒人事，汗出肢冷，唇舌俱白。诊脉细如蛛丝。胃中瘀浊虽去，而气液伤残，中无砥柱，竟是脱象。若进药稍缓，恐不及救。用别直参三钱、连心麦冬三钱、五味子三分，急火煎成灌之。约一刻，汗止肢温，神清能言。照前方去五味子，加白芍钱半、粉甘草五分、制半夏钱半。连服三剂，病乃霍然。

二十、痰　饮

广东杨君咏史　病胸腹贲响作胀，呕吐清水痰涎，饮食少进。予诊脉沉弦，中阳不振，湿痰停聚，胃失降令。用高丽参一钱、白茯苓二钱、茅苍术钱半、甘草五分、肉桂五分、干姜一钱、半夏三钱、广皮一钱、大枣三枚。连服十剂而愈。

扬州徐君吉人　患痰饮，胸腹贲响胀痛，呕吐泄泻，吞酸嗳腐，饮食少进。予诊脉沉弦。脾虚不运，积湿生痰，阻气停饮。治当健脾燥湿，化痰涤饮。方用高丽参一钱、茅苍术二钱、广皮一钱、半夏三钱、茯苓二钱、干姜八分、川贝母三钱、金香附钱半、毕澄茄一钱、炙内金三钱、六神曲三钱、冬瓜子四钱、大枣三枚。连进十剂，病即霍然。

佚名 脾土久虚，运化无权，积湿生痰，阻塞肺气，清肃之气不能下行，呛咳气喘，脘闷鼻塞，甚则喉际痰声漉漉，寝食俱废。脉来沉弦而滑。治宜健脾渗湿，化痰肃肺。

全当归二钱　赤茯苓二钱　苡仁三钱　薄橘红一钱　制半夏一钱半　莱菔子二钱　白芥子一钱　紫苏子一钱半　炙紫菀一钱　象贝母三钱　栝楼皮三钱　海浮石三钱　光杏仁三钱　冬瓜子四钱　淡豆豉一钱半

脾土久虚，运化无权，积湿无从宣泄，蕴结于中，阻塞胃气，宣布失职，胸腹不舒，纳谷无多，大便溏薄。脉来沉细而弦。治宜健脾化湿，兼和胃气。

吉林参须八分　赤茯苓三钱　焦茅术一钱半　陈广皮一钱　制半夏一钱半　川朴花五分　生熟谷芽各四钱　连壳蔻八分　粉甘草五分　冬瓜子四钱　大枣二枚

佚名 阴血久虚，肝阳上亢，挟湿痰阻塞包络，胃气宣布无权，脘闷气郁，目泪时下，肢节麻木阴酸，胸腹作胀，头眩欲跌。脉来沉弦而滑。治宜化湿消痰，清肝和胃。

吉林参须五分　云茯神二钱　左牡蛎四钱　制半夏三钱　川楝肉一钱半　橘红一钱　花龙齿二钱　黑料豆三钱　川贝母二钱　海浮石三钱　直僵蚕二钱　钩藤钩一钱半　鲜竹茹一钱

常熟吴莘韶 得奇疾，饮食不知饥饱，衣服不知寒暖，形同木偶，遍治无功，就余诊视。脉来右关细滑，是痰阻胃气，宣布无权。用白金丸三钱，粳米汤送下。大便连行三次，粘腻如膏，复咳吐痰数盏。改用川贝母三钱、栝楼皮三钱、川石斛三钱、甜杏仁三钱、南沙参四钱、生甘草五分、鲜竹茹一钱。连服三剂，其病若失。徐灵胎云，自古奇疾多属于痰。诚哉是言！

祖怡注：既是痰疾，何以不用滚痰丸？而只用白金丸三钱一次，旋改用轻剂清品，而佐以沙参、甘草养胃。只因右关虽滑而细，不欲药过病所。此先生家学，医之所以为醇也。

佚名 湿痰渐化，肺金清肃之令下行，呛咳气喘未发。但饮食稍多，即难运化，胸脘不舒，脾土未健，胃纳不易复元。脉来沉细。治宜温运脾土，兼参化痰肃肺。

人参须八分 全当归二钱 川杜仲三钱 黑料豆三钱 海浮石三钱 制半夏一钱半 神曲三钱 化橘红一钱 紫苏子一钱半 江枳壳一钱 栝楼皮三钱 炙紫菀一钱 川贝母三钱 光杏仁三钱 苡仁三钱 冬瓜子四钱 陈香橼皮一钱

又，善后丸方：

参须二两 全当归四两 生苡仁六两 茅术一斤，黑芝麻拌蒸 川杜仲六两 川贝母六两 云茯苓四两 黑料豆六两 栝楼皮六两 制半夏三两 薄橘红三两 海浮石六两，煅研 面煨枳壳二两 紫苏子三两 炙紫菀二两 光杏仁六两

前药依法取粉，用大黑枣一斤，冬瓜子八两，煎浓汁法丸。每日服三钱，开水送下。

相任注：此方用许学士治痰饮结成窠囊法，所以茅术、大枣，各重用至一斤，余药皆用普通份量，不过佐使而已。

嘉兴钱孟芝 舌不能言，遍治罔效。余诊其脉，左寸滑数，此痰火蒙蔽包络，机窍不灵。吕元膺治此症，每用芳香宣窍。遂用至宝丹一分，凉开水调服。连进二次，舌即能言，而不甚清楚。改用犀牛黄末一分过服，连翘心一钱、玄参一钱、甘草水炒远志五分、麦冬三钱、羚羊角一钱、茯神二钱、川贝母三钱、天花粉三钱、石菖蒲五分、淡竹沥二两，服至十剂，络中痰火全清，语言如常而痊。

广东周佐庭 患神识不清，易忘前言。延余诊之。脉来弦滑。是痰火上蔽包络，神明无主。清火豁痰，神明自能复辟。方用羚羊角一钱、黄连三分、贝母三钱、栝楼三钱、玄参一钱、茯神三钱、橘红五分、竹沥二两。一剂即痊。

直隶劝业道孙荫庭之夫人 忧郁病狂，神识迷昧，日夜悲哭不休，语无伦次。诊脉弦滑。痰火蒙蔽包络，神明无主。清火化痰，古人有成法，最要引包络中痰火下出小肠，神明自能复辟。方用玄参一钱、麦冬三钱、茯神二钱、酒炒木通一钱、酒炒黄连二分、羚羊角钱半、生石决四钱、川贝母三钱、栝楼皮三钱、橘红八分、天竺黄五分、鲜竹茹钱半、鲜竹沥二两冲服。进一剂，大便顺行三次，神识清而悲哭止。复诊，照前方加牛黄末一分过服。再进一剂，其病若失。何仲吕孝廉精于医，问病愈何速。答以痰火下有出路。仲吕首肯者再。

狼山镇台曹肯堂 壬辰春，忽病狂。延余诊之，脉来弦滑而大。此胃中痰火，上蒸包络，神明无主。非清火消痰，神明安能复辟。方用牛黄一分过服，酒炒川连三分、酒炒木通一钱、羚羊角一钱、粉丹皮二钱、玄参一钱、麦冬二钱、川贝三钱、天花粉三钱、竹沥二两。连进三十剂，神识已清。惟遇事不遂意，其病即发。胃中痰火未清已著。遂以法击之，吐胶痰升余，病即霍然。

知武进县事鹿伯元　戊寅秋，晋省回署，忽便血，后即昏不知人，口噤不语。合署张皇无措。乃弟季元孝廉，特遣纪延余往诊，至署时已三更。诊脉右关弦滑，左寸洪大，此胃中痰火上升，蒙蔽包络，神明无主，势虽重，尚可治。用酒炒黄连五分、连翘心一钱、贝母三钱、天花粉三钱、竹沥四两，煎成进药，将近五更。至黎明，神识清楚，口开能言。再进而跃然起。

江宁蒋瑞生　初病胸脘觉冷，口多涎沫皆冷。医用二陈，平胃不应；用附子理中汤，其冷更甚，即饮滚水，尚不觉热。粒米不进，已经六日，势濒于危，就治于余。诊脉沉细而弦，此胃有蕴热，煎熬津液，化为痰涎，一团涎沫之中，正气流行不到，故胸脘觉冷，口多冷沫。今误认虚寒，用辛热通阳，反助火劫阴，津液尽化为痰，胃阴将涸，故粒米不能下咽。治必清胃热，养胃阴，令热去津生，胃气宣布，涎沫自消。方用天花粉三钱、石斛三钱、北沙参三钱、麦冬三钱、甘草四分、白芍钱半。一剂冷涎已减，饮食渐进。再剂涎沫全无，知饥能食。照方加大生地三钱。连服五剂，即康复如初。

祖怡注：此先生养胃阴之妙方也。不用痰药而痰自化，可知痰涎即津液也。津液为辛热误劫而为痰，即因养阴而恢复，所难者知其胃有蕴热也。

二十一、咳哮喘

南京蒋寿山 发热咳嗽，烦躁难以名状。余诊脉弦滑，邪热挟痰，销铄肺津。治必生津泄邪，清热豁痰。方用香豆豉三钱、黑山栀钱半、冬桑叶一钱、薄荷叶一钱、天花粉三钱、象贝母三钱、栝楼皮三钱、冬瓜子四钱、鲜竹沥二两。进二服，热退躁止，惟咳嗽口干引饮，苔黄溲赤，此邪热外泄，而痰热未清也。照前方去豆豉、山栀、薄荷，加石斛三钱、竹茹钱半、梨五片。进两剂，口干引饮、苔黄溲赤皆退，惟咳嗽尚未止。痰热虽化，肺津暗耗，清肃无权。照前方去桑叶、象贝、竹沥，加南沙参四钱、川贝母三钱、杭菊花钱半。连进三剂，霍然而愈。

安徽余仲庚 先受风而后受寒，咳嗽气急，喉有痰声。脉来浮弦。治必泄邪肃肺。方用苏梗钱半、牛蒡子钱半、苦杏仁三钱、栝楼仁三钱、橘红一钱、甘草四分、冬瓜子四钱，连服二剂而愈。

山西任静垒 患呛咳气喘。诊脉细弦，系肾阴久虚，肝阳上灼肺阴，清肃无权。法当育阴制阳。方用北沙参四钱、生杜仲三钱、女贞子三钱、白芍钱半、甘草五分、大生地三钱、川贝母三钱、栝楼皮三钱、川石斛三钱、杏仁三钱、冬瓜子四钱。连服十剂，病乃霍然。

常州瞿梅阁 咳嗽哮喘，举发无常，甚则喉际痰声漉漉，寝食俱废。诊脉沉细而弦。风寒挟痰饮阻肺，清肃之令不能下行。方用薄橘红一钱、云茯苓二钱、制半夏钱半、苏子三钱、紫菀一钱、杏仁三钱、苡仁三钱、当归二钱、煨姜二片、大枣两枚。服六十剂而霍然。

东台石品山 患咳嗽哮喘，喉际痰声漉漉，举发无常。发时自觉胸脘热盛，心烦不安。苔黄口干，脉来滑大。此痰火销铄肺阴，清肃无权。辛温逐饮，反劫阴液而助痰火，所以遍治无功。遂用沙参四钱、麦冬三钱、豆豉二钱、象贝母三钱、栝楼皮三钱、杏仁三钱、石斛三钱、冬瓜子四钱、竹茹一钱、竹沥二两，进八剂，有卓效。再加女贞子三钱、杜仲三钱。服二十剂，全愈。

淮安任守谦 咳嗽痰多，脘懑作吐，举发无常。进辛温发散，病益剧。肺俞穴畏寒，必须棉裹。诊脉沉细而弦。前因发散太过，肺胃气液皆虚，湿痰阻气，肃降无权。治必培养气液，兼化湿痰，方能奏效。用吉林参须五分、北沙参四钱、燕窝根钱半、川贝母三钱、紫菀一钱、橘红一钱、枳壳一钱、海浮石三钱、杏仁三钱、冬瓜子四钱、红枣五枚。服两剂，颇效。连服十剂，遂愈。

四川倪淑 素精医理。因公来沪贤劳，咳嗽气喘，夜难平卧。请医投以补肾纳气，不应。更医用通阳涤饮，病转剧。口渴引饮，大便溏泄。倪氏年近古稀，自觉支持不住，延余诊之。脉来沉滑。此痰热销铄肺阴，肃降无权。补肾纳气，滋腻未免碍痰。通阳涤饮，辛温反劫阴助火，火盛灼津，津枯失润。乃以生梨切片频进。方用北沙参三钱、川贝母三钱、栝楼皮三钱、川石斛三钱、生甘草四分、生白芍钱半、甜杏仁三钱、冬瓜子四钱、鲜竹沥二两。连服二剂，口渴便泄已止，喘咳渐平，卧能着枕。照前方加海浮石三钱、荸荠五枚。再服二剂，咳嗽气喘皆平，夜寐甚安。照前方去竹沥，加吉林人参须一钱、淡竹茹一钱。进服六剂，眠食俱佳，精神振作而愈。

溧阳洪瑞初之夫人　咳嗽哮喘，喉际痰声漉漉，口渴引饮，夜坐隐几而卧。诊脉弦滑洪大。此痰火销铄肺阴，肺气肃降无权。辛温祛寒涤饮，反为痰火树帜而劫肺阴。用梨汁、荸荠汁、芦根汁、冬萝卜汁、鲜竹沥隔汤炖温，连进二次，喘咳皆平，即能平卧。方用南沙参四钱、川贝母三钱、栝楼皮三钱、甜杏仁三钱、苡仁三钱、冬瓜子四钱、海浮石三钱、鲜竹茹一钱。服五剂，口渴止而病若失。

山西李云生　咳嗽气喘，每夜跌坐隐几而卧，已经旬日。势已不支，延余诊之。脉来细弦。此肝阳上灼肺阴，肺失清肃之权，非痰饮也。消痰涤饮，药皆辛温，反伤肺阴，而助木火升逆之势。遂用北沙参四钱、生石决四钱、女贞子三钱、牡丹皮二钱、川贝母三钱、栝楼皮三钱、川石斛三钱、甜杏仁三钱、冬瓜子四钱，连进二剂，喘咳皆平，夜能安卧。照前方加大白芍钱半、黑料豆三钱。进六剂，全愈。

　　孟河都司刘文轩之太夫人　发热汗出不解，咳嗽气喘，苔黄带灰，胸腹胀痛，势濒于危，急延余诊。脉来沉滑。此痰滞交阻，肺胃失肃降之权，非攻下不可。遂用礞石滚痰丸五钱，淡姜汤送下。服后大便即行，热退痛止，喘咳皆平。太夫人性不喜药，以饮食调养而安。

二十二、肺　痈

　　四川卓君少梅　患肺痈，兼感风邪。咳嗽痰腥，发热，鼻塞头痛，口渴，舌苔黄腻，脉来弦滑。向来嗜饮，积湿生痰，阻气灼津，肺失清肃，风邪外袭，治节更不能伸。必须表里双解。方用淡豆豉三钱、蝉衣一钱、甘草五分、象贝母三钱、栝楼皮三钱、马兜铃三钱、川石斛三钱、光杏仁三钱、鲜竹茹三钱、冬瓜子四钱、枇杷露一两。连进二剂，汗出热退，头痛止，鼻窍通，风邪已解。照前方去豆豉、蝉衣，加南沙参四钱、桑叶钱半。服十剂，痰热肃清而愈。

　　苏州朱君季裕　患肺痈，呛咳吐血，痰气腥秽，大便脓血，小溲不利，脘闷腹痛，肺热生痈，脓血上升下注，气失清肃。脉来滑数。予用清肺热，兼化痰凉血。马兜铃钱半、生甘草五分、象贝母三钱、栝楼皮三钱、甜杏仁三钱、川石斛三钱、京玄参钱半、鲜生地四钱、鲜竹茹钱半、冬瓜子四钱、藕五片。服二十五剂而愈。

　　安徽按察使卞柳门　呛咳内热，痰味腥秽，将成肺痈。

脉来滑数而实。痰热销铄肺阴，清肃无权。方用南沙参四钱、马兜铃钱半、生苡仁四钱、生甘草四分、川贝母三钱、栝楼皮三钱、川石斛三钱、鲜百部三钱、牡丹皮二钱、甘菊花二钱、冬瓜子四钱、鲜竹茹钱半、鲜竹沥二两，连服十剂而愈。

二十三、黄　疸

湖州张仲明　面目发黄，脘闷溺赤，余诊脉弦细。湿郁发黄，势将成胀。方用茵陈三钱、葛根三钱、瞿麦三钱、山栀钱半、车前子三钱、萆薢三钱、六神曲四钱、陈皮一钱、砂仁一钱、赤茯苓三钱、茅术钱半。服十剂，黄退溺清而愈。

溧阳潘文林　病黄疸，面目发黄，胸腹作胀，纳谷无多，小溲色赤，脉来细弦。脾虚不运，湿热蕴结于中，胃气流行失职。方用绵茵陈钱半、川萆薢钱半、瞿麦穗二钱、车前子三钱、六神曲四钱、茅苍术各钱半、川黄柏一钱、黑山栀钱半、煨葛根二钱、陈广皮一钱、全当归二钱、大砂仁一钱、通天草三钱。连服三十剂而愈。

二十四、肿　胀

如皋马仲良之室　腿足浮肿，胸腹胀大如鼓，面浮手肿，小溲不利。延余诊治，脉来细弦。此湿热充塞，气失流行。仲圣谓治湿不利小便，非其治也。若得小便畅行，湿热可从下泄。方用车前草六钱、瞿麦草六钱、连皮苓四钱、冬瓜子皮各四钱、桑白皮三钱、陈皮一钱、大腹皮钱半、汉防己钱半、川厚朴一钱、苍术一钱、苡仁四钱、杏仁三钱。连服十剂，小便即利。续服十剂，面浮手肿皆退。再服十剂，胸腹胀大、腿足浮肿全消。惟经停三月，腹内结块。湿热已清，而积瘀未化。照前方去车前、瞿麦、汉防己、桑皮、大腹皮，加当归尾钱半、红花五分、桃仁一钱、丹参二钱、香附钱半、茺蔚子三钱、䗪虫三枚。进六剂，经通块消而愈。

福建郑雅邠之夫人　咳嗽面浮，腹胀，腿足浮肿。余诊其脉，右寸浮弦。湿热上灼肺阴，肺不能通调水道，下输膀胱所致。方用南沙参四钱、大麦冬三钱、川贝母三钱、栝楼皮三钱、大杏仁三钱、连皮苓四钱、香豆豉三钱、地肤子三钱、五加皮二钱、冬瓜子四钱、薄橘红一钱。连服六剂，咳嗽即止，面浮腹胀、腿足浮肿皆消。惟天癸过期不行，心悸内热。此胃中气液皆虚，阴血不能下注冲任。遂用人参须五分、北沙参四钱、大麦冬三钱、生白芍钱半、粉甘草三分、川石斛三钱、川贝母三钱、陈广皮五分、云茯神二钱、藕五片。进十剂，经通而愈。

浙江朱竹石之夫人　病咳嗽气喘，难以平卧，心烦懊㤆，脘闷口腻，饮食少进，面浮腿肿，夜不成寐，势极危险，延余往诊。脉来洪大弦数。气液皆虚，肝阳上亢，挟素蕴之痰湿，阻塞肺胃，肃降无权。法当培养气液，清肝化痰。方用吉林人参须一钱、西洋参钱半、杜仲三钱、茯神二钱、枳壳一钱、川贝母三钱、栝楼皮三钱、杏仁三钱、女贞子三钱、白芍钱半、牡蛎四钱、龙齿二钱、冬瓜子四钱、竹茹一钱。进二剂，肝阳上亢之势渐平，心烦懊侬已止，夜能安寐。照前方加石斛三钱、梨五片、荸荠五枚。大便畅行，痰从下泄。肺胃肃降，喘咳皆平，夜能平卧，饮食渐进，面浮腿肿俱消。照前方加毛燕三钱，调理半月而康。

佚名 经谓肝主筋。肝阳升腾无制，挟湿火痰热，流窜节络，筋络缩短，手足肩臂作痛浮肿，内热烦躁，齿痛苔黄，胸脘不舒，饮食少进，腹胀且硬。湿火痰热充塞三焦，流行之气皆阻。脉来沉弦而滑。脉症皆实，可用下夺之法。诚恐年高气虚难支。拟养阴清火，化湿豁痰。

羚羊角五分 甜川贝三钱 栝楼皮三钱 生米仁三钱 海浮石三钱 川草薢三钱 南沙参四钱 川石斛三钱 薄橘红一钱 炙内金三钱 竹沥二两 甜瓜子三钱

镇江许仲修 腿足浮肿，囊肿腹胀，咳嗽面浮，小溲不利。遍治无功，延余诊治。脉来右寸浮弦，此水肿也。肺不能通调水道下输膀胱，水气旁流横溢，充塞肌肤分肉之间。考禹治洪水，先疏下流，令水有出路，自无泛滥之虑。方用净蝼蛄三钱、通天草三钱、地肤子三钱、五加皮二钱、连皮苓四钱、冬瓜子四钱、光杏仁三钱、川贝母三钱、薄橘红一钱、灯芯三尺。服药不过十剂，小溲通畅，面浮腹胀、囊肿腿肿皆消，咳嗽亦止。照前方去蝼蛄、通天草，加南沙参四钱、川石斛三钱、栝楼皮三钱。接服六剂，饮食增而精神振，已康复如初。

淮安刘君少瑜　　患胸腹作胀，渐及四肢，上至头面。胀极难受，必须人为按摩，得食则安，故时常强食，以冀胀缓。脉来沉弱，气虚不摄已著，向来湿痰多，从未投补。此症非益气不为功，佐以化痰消湿，即无流弊。方用潞党参三钱、炙黄芪四钱、甘草五分、当归二钱、白芍钱半、陈皮一钱、半夏钱半、苍术一钱、茯苓二钱、大枣五枚。连服二十剂而愈。

镇江李君慕尧　　先气喘而后腹胀，面浮腿肿。书云先喘后胀治在肺，先胀后喘治在脾。医治肺无功，因脾虚气弱，中无砥柱、湿痰阻肺，清肃无权，当脾肺兼治。脉来右关沉弱，右寸细弦，纳谷无多，小溲短少，肺脾同病已著。用吉林参须八分、北沙参四钱、连皮苓四钱、冬瓜子皮各三钱、地肤子三钱、汉防己一钱、炙内金三钱、甜川贝三钱、甜杏仁三钱、栝楼皮三钱、橘红一钱、鲜竹茹一钱、紫苏子八分。连服十八剂，腹胀面浮、腿足浮肿皆消，气喘亦止。照前方去防己，加麦门冬三钱、苡仁三钱，以善其后。

安徽金君惠臣之室　　胸腹胀大，作痛结块，腿足浮肿，内热口干，神倦力乏，势成臌胀，遍治无功。余诊脉沉细而滑。气液皆虚，肝阳上升，挟湿热阻气灼阴，流灌失职。治必培养气液，兼清肝化湿，方能获效。遂用人参须八分、西洋参钱半、麦冬三钱、连皮苓四钱、冬瓜子皮各三钱、地肤子三钱、酒炒黄连一分、吴茱萸一分、川石斛三钱、炙内金三钱、生熟谷芽各四钱、鲜竹茹一钱、薄橘红一钱、大白芍钱半、川楝肉钱半。连服二十剂而痊。

淮安陈君柏堂之室 患肚腹胀大，脐凸偏左，气觉下坠，头眩溲数。诊脉细弱而弦。肝阳挟痰，耗气灼阴，气虚不摄，横逆作胀。非补气健脾、清肝化痰不为功。方用人参须一钱、炙黄芪五钱、甘草八分、当归二钱、白芍钱半、苁蓉三钱、枸杞三钱、钩藤钱半、橘红一钱、制半夏钱半、竹茹钱半、红枣五枚。进二剂，气坠头眩已止。照前方加白术一钱，连服三十剂而愈。

二十五、噎　膈

湖州施少钦封翁之夫人 年已六旬，胸腹作痛，饮食不进，卧床月余，将成噎膈。延余诊之，脉来细弦。此肝阳上灼胃阴，气失降令。遂用北沙参四钱、川石斛三钱、白芍钱半、酒炒黄连二分、吴茱萸一分、陈皮一钱、冬瓜子四钱、生熟谷芽各四钱。进三剂，脘痛即止，米粥渐进。照前方去黄连、吴萸，加麦冬三钱。连进六剂，能进干饭一盏，行动如常而愈。

伏名 营血久虚，肝气克胃。胃为后天生化之源，脘腹作痛，牵引腰背，胃纳大减，资生何赖？脉沉弦而滑。久延有噎膈之虑。治宜养血调肝，兼和胃气。

杭白芍一钱半　左牡蛎四钱　宣木瓜一钱半　川楝肉一钱半
酒川连一分　淡吴萸一分　北沙参四钱　云茯苓三钱　制半夏一钱半　陈广皮一钱　生熟谷芽各四钱　冬瓜子四钱

相任注：轻则为肝胃气，重则为噎膈证，此乃费氏治上列病证之主方。参用二陈者，以沉弦中仍带滑故也。

广西巡抚张丹叔　胸腹作痛，饮食不进，将成噎膈。延余诊之，脉来两关沉弦。此气液皆虚，肝阳挟痰阻胃，气失降令。方用吉林参须五分、北沙参四钱、白芍钱半、牡蛎四钱、酒炒黄连二分、吴茱萸一分、陈皮一钱、制半夏钱半、麦冬二钱、炒竹茹一钱。连进十剂，胸腹作痛已止，饮食渐进。照前方去人参须、黄连、吴萸，加吉林参八分、川楝肉钱半、冬瓜子四钱。接服十剂，纳谷渐旺，每日能食干饭一盏，火腿烧鸡、虾饼鱼片，皆能多吃而有味，大约收功在指顾间耳。乃偶因动怒，兼食荤油太多，夜间呕吐所出，皆是未化之物，脘痛又作，饮食顿减，从此变端百出，以致不起，甚可惜也。

寿春镇郭善臣　戊戌秋患噎膈，胸腹胀痛，呕吐胶痰如鸡蛋白，干饭难下，肌肉消瘦，势甚可危。就治于余，诊脉弦大洪滑。此抑郁伤肝，阳升灼胃，气失降令。方用人参一钱、枳实一钱、牡蛎四钱、白芍钱半、木瓜钱半、酒炒黄连一分、炮姜三分、陈皮一钱、半夏钱半、生熟谷芽各四钱。进二剂，干饭能下，精神亦振。遂照方连服二十剂，眠食如常而愈。后四年，因事动怒，其病复发而殁于任。

定海何梦生　年近六旬，患腹痛呕吐，二便不利，已经年余，势成关格。就治于余，诊脉两尺极细，右关更弱。此命门火衰，不能熏蒸脾土，如釜下无火，釜中之物不热。治必补火生土，中阳方有复振之机，徒治肝胃无益。遂用苁蓉三钱、鹿角霜三钱、甘枸杞三钱、制附子五分、炮姜五分、别直参一钱、甘草五分、当归二钱、橘红钱半、川椒一钱、半夏二钱、焦谷芽四钱、茯苓二钱。初进五剂，吐止便通。再服五剂，痛止溲利。遂愈。

二十六、呃　逆

南京金元美　患泄泻。用西法，泄泻虽止，呃逆不休，饮食不进，彻夜不寐，心悸脘闷，内热口干，舌绛作痛，头眩汗多，有欲脱之象。余诊脉细弱，气液皆虚，中无砥柱，倘加气喘即脱。急用吉林参须一钱、西洋参二钱、大麦冬三钱、茯神三钱、鲜生地四钱、女贞子三钱、黑料豆三钱、川贝母三钱、天花粉二钱、川石斛三钱、冬瓜子四钱、薄橘红五分、生甘草五分、鲜竹茹一钱、旋覆花一钱。连服二剂，呃止食进，汗收能寐，气液有来复之机。惟阴虚阳亢，内热口干，舌绛破碎，作痛异常。治宜育阴制阳。照前去吉林参须、旋覆花，加玄参钱半、灯芯三尺。接服五剂而安。

二十七、吐　血

苏州侯春江　呛咳内热，鼻衄咯血，已经数月，损症将成。余诊脉滑大。肝阳挟痰热，销铄肺阴，清肃无权。治必清肝化痰，肃肺和营。遂用沙参四钱、玄参一钱、鲜生地四钱、女贞子三钱、丹皮二钱、赤芍钱半、贝母三钱、天花粉三钱、白茅根二钱、藕五片。连服十六剂而愈。

山西侯其相　病吐血不止,内热口干,势极危险。诊脉弦数。肾阴久虚,水不涵木,肝阳上升,销铄营阴,络血上溢。方用玄参一钱、北沙参四钱、鲜生地四钱、女贞子三钱、白芍钱半、甘草五分、生柏叶钱半、川贝三钱、天花粉三钱、生谷芽四钱、冬虫夏草一钱。一剂血止。照前方加川石斛三钱,热退而瘥。

佚名　呛咳气急、鼻塞有血较前已减,肺金清肃之令下行。惟乍寒乍热,脘闷咯血,大便不畅。脉来沉滑。痰热销铄胃阴,胃气宣布无权。治宜清化痰热,肃肺和胃。

　　川贝母三钱　栝楼皮三钱　南沙参四钱　牡丹皮一钱半　杭菊花二钱　川石斛三钱　京玄参一钱　生甘草五分　光杏仁三钱　冬瓜子四钱　生谷芽四钱　鲜竹茹一钱半　白茅根二钱　生梨片五片

　　又,膏滋方:

　　吉林参须二两,另煎　北沙参八两　大生地六两　女贞子六两　生白芍三两　生谷芽五两　生甘草三两　大玉竹六两　甜川贝六两　栝楼皮六两　川石斛六两　云茯神四两　玄参心二两　广皮白二两　甜杏仁六两　冬瓜子八两　怀山药四两　灯芯三十尺

　　上药煎三次,取汁,以冰糖一斤收膏。

绍兴陈君辅庭　病呛咳咯血,脘闷食少,大便燥结难下,溲短色赤。脉来沉弦。肝阳上升,挟痰热侮土铄金,肺失清肃之权,胃少冲和之气。必须清肝化痰,肃肺和胃。方用玄参一钱、北沙参四钱、川贝母三钱、栝楼皮三钱、甜杏

仁三钱、川石斛三钱、郁李仁二钱、松子仁三钱、火麻仁五钱、炙内金三钱、肥知母一钱、冬虫夏草一钱、女贞子三钱、生谷芽四钱、熟谷芽四钱。连服二十剂而安。

无锡朱酉山先生 世家也。其长子敬堂，咳嗽吐血，内热口干，心悸头眩，足软无力，势甚可危。延予诊之，脉来细弦而数。水亏不能涵木，肝火上灼肺阴，清肃无权，络血上溢。治必壮水制火，清养肺阴，方可挽救。用大生地四钱、女贞子三钱、生白芍钱半、丹皮二钱、甘草四分、侧柏叶二钱、北沙参四钱、川贝母二钱、天花粉三钱、川石斛三钱、茯苓二钱、旋覆花钱半，毛燕三钱绢包煎汤代水。进二剂，血止咳平，内热口干皆退。照前方去旋覆花，加怀山药三钱、白莲子去心十粒，进二剂，心悸头眩皆退，腿足亦觉有力。照前方去北沙参、侧柏叶，加福泽泻钱半、西洋参一钱。连服三十剂，即康复如初。

浙江陈子高 呛咳咯血，内热口干，饮食减少，肌肉消瘦，精神委顿，势濒于危，延余诊治。脉来细弦而数。肾阴久虚，水不涵木，肝阳上亢，销铄肺阴，金受火刑，清肃无权。势已成损，不易挽回。遂用西洋参钱半、女贞子三钱、生白芍钱半、生甘草三分、川贝母三钱、川石斛三钱、冬瓜子四钱、生谷芽四钱、冬虫夏草一钱，毛燕三钱绢包煎汤代水。服药二剂，血止热退，餐饭已加。再服二剂，呛咳渐平，精神亦振。照方分量加二十倍，再加大生地八两，煎三次取汁，冰糖一斤收膏。每用一大匙，约六钱，开水化服。每日早晚各服二次。膏滋一料服完，病已霍然。

宜兴任君云生　呛咳咯血，内热口干，已经半载。诊脉弦细。因水不涵木，肝阳上灼肺阴，清肃无权，故络血上溢。治当益肾清肝，培养肺阴。用女贞子三钱、生白芍钱半、生甘草五分、北沙参四钱、玄参一钱、鲜生地四钱、川贝母三钱、栝楼皮三钱、川石斛三钱、甜杏仁三钱、冬瓜子四钱、谷芽四钱。连服三十剂而愈。

上海吴君德如　伤风咳嗽六七日，痰内带血，内热口干。脉象弦滑。邪热耗气灼营，肺失清肃。治当清泄邪热，气血两清。方用白茅根三钱、京玄参钱半、鲜生地四钱、象贝母三钱、栝楼皮三钱、川石斛三钱、生甘草五分。一剂血止，再剂咳痊。

山西忻君锡五　患吐血盈碗盈盆，呛咳内热，势濒于危。予诊脉细弦而数。缘水亏于下，火越于上，销铄营阴，络血上溢，李士材所谓阳乘阴者是也。壮水涵木，其火自平。用大生地三钱、玄参一钱、沙参四钱、女贞子三钱、天花粉三钱、白芍钱半、甘草五分、冬虫夏草一钱、川贝母三钱、石斛三钱、侧柏叶钱半。一剂血止，再剂咳平。用甘润养阴善其后。

佚名　胸腹作痛，牵引腰背，纳谷无多，吐血而痛不减。脉来弦细。病不在血而在气，肝阳上升，挟湿痰阻塞胃气，宣布无权。治以养血清肝，化痰和胃颇合，宜宗前法。

生白芍一钱半　全当归二钱　吉林参须五分　白茯苓三钱　生甘草五分　陈广皮一钱　制半夏一钱半　生杜仲三钱　枸杞子三钱

金香附—钱半　　毕澄茄—钱半　　破故纸—钱　　生熟谷芽各四钱

安徽张莘叔　患咳嗽吐血，其色鲜红，发必盈碗盈盆，面赤足冷，其势甚危。余诊其脉细弦。此龙雷之火，升腾无制，络血因此上溢，非阴虚阳亢。宜用清滋可比，舍引火归原，别无良法。方用九制熟地四钱、山萸肉钱半、淮山药二钱、牡丹皮钱半、云茯苓二钱、福泽泻钱半、上肉桂三分，饭丸过服。一剂血止，面赤退。再剂咳平，足亦温。遂照前方分量加二十倍，研为细末，另用猪脊髓一斤半、牛骨髓八两、羊骨髓八两，煮烂，打和为丸，如梧桐子大。每服三钱，开水送下。丸药服毕，恙已不发，身体康健胜常。

二十八、尿　血

苏州黄麟生　尿血月余，遍治罔效。余诊脉左寸弦数，心与小肠之火销烁血分。方用犀角尖五分磨冲、丹皮二钱、大生地三钱、赤芍一钱、玄参一钱、麦冬三钱、竹叶心三钱。三剂霍然。

二十九、便　血

嘉兴陈厚垒之室　病腹疼便血，每日数十行，内热口干，神倦力乏，颇觉难支。予诊脉细缓。脾虚气弱，中无砥柱；肝阳甚炽，耗气灼营；血不藏而下溢，气不摄而横行，有油干灯尽之势。法当益气培脾，养血清肝，方能奏效。遂用人参一钱、北沙参四钱、茯苓二钱、白术一钱、白芍钱半、甘草五分、阿胶珠钱半、川石斛四钱、陈皮一钱、冬瓜子四钱、生熟谷芽各四钱、红枣五枚。连服四剂，其病若失。再进大补气血，调养半月，身体已强健胜常。

三十、痔

扬州张勤甫　痔疮肿痛，下血淋漓，内热口渴。诊脉细数。湿热销灼营阴，血多下溢。治必清化湿热。方用炒槐米三钱、地榆炭二钱、牡丹皮二钱、鲜生地八钱、赤芍钱半、麦门冬三钱、川石斛三钱、天花粉三钱、冬桑叶钱半、冬瓜子四钱、鲜竹茹钱半。连进五剂，下血即止，痔疮肿痛皆消，内热口渴亦退。惟精神未振，纳谷未旺，此湿热清而胃阴虚也。照前方去槐米、地榆、生地、赤芍、桑叶，加西洋参一钱、杭白芍钱半、白茯苓二钱、川贝母三钱、广陈皮一钱。又服五剂，即康复如初。

三十一、二便不利

镇江王登瀛　患胸脘偏左作痛，脘右弹之有声，胁肋气觉流窜，从二便不利而起，余诊其脉，左沉弦右滑。肝气挟湿痰阻胃，气失下降。方用肉桂二分、吴茱萸二分、橘红一钱、半夏钱半、厚朴一钱、茯苓二钱、杏仁三钱、冬瓜子四钱、川楝钱半、山栀钱半、当归二钱、薤白钱半、栝楼三钱、椒目二十粒。进两剂，溲利便通，脘痛大减。接服八剂，其病若失。

宁波徐莲芳　能食知味，惟食后转觉饱胀异常，大便燥结，必八九日始一更衣。余诊其脉沉滑。全是痰结在中，耗津液而阻气机。遂用沙参四钱、麦冬三钱、枳壳一钱、橘红一钱、半夏钱半、栝楼仁三钱、杏仁三钱、薤白头三钱、白苏子三钱、当归二钱、竹茹二钱、荸荠五枚、陈海蜇五钱。进五剂，便通胀减。照前方加吉林参须五分、象贝母三钱，连服十剂而愈。

常州陈康年　患腰背阴酸，牵引左胯作痛，大便燥结，胸脘不舒，口多涎沫，时常凛寒，遍治罔效。予诊其脉沉细弦弱，此脾肾虚寒，痰饮上泛也。用高丽参一钱、当归二钱、肉桂三分、苁蓉三钱、枸杞三钱、陈皮一钱、半夏钱半、杜仲三钱、茯苓二钱、甘草五分、煨姜三片、大枣三枚。连服三十剂而愈。

广东周佐庭　素来大便燥结，因解时努力气坠，致小溲不通，少腹作痛，势极危险，急延余诊，脉来细涩。此营阴两亏，诸经失润，又复气虚下陷，气化不行。先以大田螺一个、车前草一株，捣烂，加麝香三分，贴脐下水分穴。顷刻小溲即通，腹痛亦止。遂用别直参二钱、西洋参二钱、当归二钱、苁蓉三钱、枸杞二钱、麦冬三钱、麻仁三钱、栝楼仁三钱、杏仁三钱、柏子仁二钱、陈皮一钱。连服十剂，大便通畅而痊。

两江总督刘观庄　大便艰难，或数日不解，眠食因此不安。延余诊视，脉来沉细而弦。此气血皆虚，诸经失润。治必培补气血，润泽大肠。方用吉林参一钱、当归二钱、苁蓉三钱、枸杞子三钱、柏子仁二钱、麦冬三钱、陈皮一钱、人乳一杯冲服，连进十剂，颇见效验，即以此方常服而安。

巢嵩生　孟河小南门外人，小便不通，肚腹胀痛。他医用大承气汤攻之，而溲仍不通，胀痛更甚，诊脉沉细弦软。此阑门湿阻，气化不行，非比阳明内实，可投攻下。遂用酒炒木通二钱、酒炒黄连三分、茯苓二钱、广皮一钱。煎服一剂，顷刻小溲畅行，腹肚胀痛皆消而愈。

三十二、淋　浊

上海应子云　每早茎头流浊色黄，内热腰酸。诊脉细数。肾阴久虚，湿热内蕴。治必宣化湿热，培补肾阴。方用大生地三钱、川楝肉三钱、淡豆豉三钱、山栀钱半、麦冬三钱、石斛三钱、天花粉三钱、南沙参四钱、丹皮二钱、忍冬藤三钱、淡竹茹一钱。连进十剂，流浊色黄已退，每早茎头流如清水，此湿热已化，而肾阴尚虚也。照前方去豆豉、山栀、沙参，加天冬二钱、西洋参钱半、白芍钱半、牡蛎四钱、龙齿二钱。再服十剂而愈。

浙江鄞县马君志千　病白浊，内热喉痛，齿龈浮肿，少腹及两股阴酸，纳谷不易消化。脉来细数。肝阳上升，挟湿热阻气灼营，血热甚炽，气滞不行。遂用京玄参一钱、南沙参四钱、鲜生地四钱、川楝肉钱半、栝楼根三钱、象贝母三钱、川石斛五钱、连皮苓四钱、炙内金三钱、冬瓜子四钱、广皮白五分、生熟谷芽各四钱、鲜竹茹一钱、银杏肉十粒、秋葵梗五钱。连服十剂而愈。

丹阳林君玉良　患赤白浊半年，腰腿阴酸，心悸神倦，头眩眼花。脉极弦细。湿热未尽，气液已虚。向有痰饮之患，口多清水涎沫。培补气液，清化湿热，必兼蠲痰饮，方合机宜。方用人参须一钱、西洋参钱半、大生地三钱、麦门冬三钱、天门冬三钱、女贞子三钱、黑料豆三钱、川杜仲三钱半、川楝肉钱半、陈广皮一钱、制半夏钱半、茯苓三钱、莲子心五分、银杏肉十粒。连服三十剂而愈。

佚名　患淋浊有年，肌肤起颗，成片破碎，时流脂水，腿足内热，暮肿朝消，湿热外发下行，自寻出路。脉来弦滑。抱恙多年，根深蒂固，治宜气血两清，缓缓图功。方用南沙参四钱、京玄参一钱、天麦冬各三钱、鲜生地五钱、生谷芽四钱、大玉竹三钱、女贞子三钱、牡丹皮三钱、仙遗粮三钱、双钩藤钱半、甜川贝三钱、天花粉三钱、梧桐花三钱、川黄柏一钱、冬瓜子四钱、光杏仁三钱、鲜竹茹一钱、川石斛三钱、犀角尖一分磨冲、犀牛黄五厘过服。

三十三、遗　尿

广东潮州赖君竹林　患遗尿三年，肢节掣动。脉来细弦。是肾失封藏，膀胱不约，肝阳疏泄不过。治必补肾益气，兼镇肝阳。方用九制熟地三钱、紫河车三钱、人参须一钱、益智仁钱半、枸杞子三钱、覆盆子一钱、左牡蛎四钱、龙齿二钱、白芍钱半、橘红一钱、杜仲三钱。连进三剂，遗尿肢掣皆止。照方加补骨脂一钱，以善其后。

三十四、虫

佚名　湿热生虫，常有寸白虫随大便而下，或不大便从肛门而出。脉来细缓。阴液虚而湿热内蕴，已可概见。治宜清化湿热、益阴清肝之法。

茯苓皮四钱　南沙参四钱　大雷丸三钱　使君子三钱　鸡内金三钱　川石斛三钱　象贝母三钱　陈广皮一钱　陈鹤虱三钱　冬瓜子四钱　桑枝一尺

三十五、奇　病

镇江王子方茂才　得奇疾，入夜茎头发热如火燎，黎明方退。请外科治，误认下疳，敷以末药，反增肿痛。延余诊视，两尺脉来细数。此郁火，非毒也。洗去敷药，投以养阴清火之剂。川黄柏一钱、肥知母一钱、大生地四钱、生龟版四钱、女贞子三钱、牡丹皮二钱、明天冬二钱。一剂肿消痛止，二剂热退病瘥。茂才曰：阅方书无此症，先生治之，效如桴鼓，请详示起病之由，及治法之妙，以开茅塞。予答曰：君素好色，因身体孱弱，而不敢肆情纵欲，火时动而强制之，火气无从宣泄，势必移热茎头，泻其火而滋其水，火清则水精四布，疾自瘳矣。茂才曰：先生所言，丝毫不爽。

祖怡注：此病辨症只从尺脉细数，认为是郁火而非毒，故药味平平而能治奇症。方于知柏八味丸中，去山萸之涩、山药之腻，留丹皮、知柏以泻相火，用天冬、女贞佐生地以滋肾而裕水源，加龟版以介类潜阳生阴，去泽泻、茯苓不欲其利水也。

吴宝俭　官于鄂，得奇疾，凡接触饮食衣服器用等无知之物，皆能与之言，甚则与之相诉诨。遍治罔效，疑为邪祟。请假回籍，踵门求治。诊得左关脉细弦且滑，是痰火入肝，魂不能藏，而游离为变，与邪祟迥异。投以清火豁痰、潜阳镇逆之品。羚羊角一钱、生石决四钱、牡丹皮二钱、甜川贝三钱、川石斛三钱、天花粉三钱、大麦冬三钱、苍龙齿三钱、薄橘红一钱、竹沥二两冲服。连进六剂，其病若失。因问曰：古方书查无此症，先生何所据而治之有验耶？予答以肝主藏魂，痰火侵肝，阳无升制，神魂飞越，附物而言。清化痰火，肝阳自平；神魂内藏，幻象顿绝。方书虽未载此病，切脉辨证，可触类而引伸也。吴氏曰：善。遂赴鄂消假。谒瞿方伯赓甫，谈及病状，与方伯次公子秋圃无异。即令次公子到孟诊治，亦以前法治之而痊。

祖怡注：此方从许学士治游魂为变，真珠母丸变化而出，亦从《医醇賸义》驯龙汤等化裁用之，则知真珠母丸为治肝魂之妙剂，于此可类推矣。

宁波周咏霞　头向左侧，则左耳根渐大如桂圆，左颊车渐大如鸡卵；头正则平复如常。医皆知此症之奇，而无从下手。就予诊之，右寸关脉来细滑。此气虚不摄，痰热上蒸，清阳不司旋运。培补中气，清火消痰，尚可望愈，然非久药不为功。用别直参三钱、绵黄芪三钱、羚羊角一钱、川贝母三钱、甘草五分、天花粉三钱、海浮石三钱、川石斛三钱、牡丹皮二钱、竹茹钱半、荸荠五枚。服至百剂而痊。

祖怡注：此证见于少阳部位，故补肺而兼清肝胆之痰热，甚哉，先生治病之精细也！病在左而测得右寸关脉来细滑，断为气虚痰热，且久服以愈之。其于脉于病，能贯穿一气；于时之久暂，亦能体贴入微。

太仓徐室女　得奇症，每日早起梳妆，必呛咳千余声，入夜卸妆亦然，此外一声不咳。半年来理肺治咳无功，时医束手无策，就予治之。予思五脏六腑皆有咳嗽，不独肺也。歧伯论之最详。此病不在肺而在胃，胃属土而主信，右关脉来沉细，胃虚已著，以甘淡养胃治之。用大玉竹三钱、川石斛三钱、北沙参四钱、大麦冬二钱、生白芍钱半、生甘草五分、白莲子十粒。服二十剂而痊愈。呛咳本是寻常之症，何足为奇。所奇者平时一声不咳，惟有梳妆、卸妆乃咳耳。

祖怡注：先生于此症注意其平时一声不咳，乃想到信字。由信字想到胃主土主信，治以甘淡。即用白芍之酸，佐以甘草，即为酸甘化阴之法，仍不失其为淡也。先生于胃阴研究最深，故其用药不杂，而著效特奇。此《内经》之秘旨，而亦伯雄公之真诀也。

三十六、妇　科

佚名　阴血久虚，肝阳升腾无制，胃失降令。胸腹胀痛，纳谷无多，内热口干，苔腻头眩，月事不调。脉来沉细而弦。治宜养血清肝，兼和胃气。

生白芍一钱半　左牡蛎四钱　川楝肉一钱半　川石斛三钱北沙参三钱　陈广皮一钱　小胡麻二钱　白茯苓三钱　宣木瓜一钱　冬瓜子四钱　冬瓜皮四钱　鸡内金三钱　生熟谷芽各四钱

佚名　肝气上升，挟素蕴之湿痰，阻塞胃气，宣布无权。胸腹胀痛，腰腿阴酸，头眩口干，腿足破皮，时有脂水，月事愆期。脉来弦细。治宜调肝化湿，消痰和胃。

生白芍一钱半　北沙参四钱　宣木瓜一钱半　川石斛三钱川楝肉一钱半　左牡蛎四钱　连皮苓四钱　鸡内金二钱　陈广皮一钱　地肤子三钱　冬瓜子皮各三钱　川萆薢三钱　小胡麻二钱生熟谷芽各四钱

佚名　肝当冲脉，冲任隶于阳明。营血久虚，肝阳上灼胃阴，冲任失司，月事愆期，腹胸胀痛，纳谷不易消化，呕吐头眩，脉来弦细。养血清肝，颇为合度。宜宗前法，更进一筹。

陈广皮一钱　制半夏一钱半　鸡内金三钱　炒竹茹一钱　女贞子三钱　川楝肉一钱半　宣木瓜一钱半　北沙参四钱　金香附一钱半　小胡麻二钱　生白芍一钱半　左牡蛎四钱　吉林人参须一钱　生谷芽四钱　熟谷芽四钱　红枣五枚

佚名　营血久虚，肝阳上亢，销灼胃阴，胃失降令，胸脘不舒，内热口干，甚则头眩。居经不行，已三阅月，脉来沉弦而滑。治宜养血清肝，兼和胃气。

北沙参五钱　生甘草五分　云茯苓三钱　女贞子三钱　陈皮白五分　冬瓜子四钱　川贝母三钱　川石斛三钱　大麦冬二钱　钩藤钩一钱半　生谷芽四钱　熟谷芽四钱

佚名　肝阳升腾之势渐平，胃气下降，内热口干较前已减。惟呛咳头眩，卧难着右。居经不行，已三阅月。肺阴久虚，清肃无权。脉弱略退，细数未改。宜宗前法进治。

北沙参三钱　生白芍一钱半　生甘草一钱半　白茯苓四钱　生怀药三钱　黑料豆三钱　生杜仲三钱　川贝母三钱　川石斛三钱　陈皮白三钱　冬瓜子四钱　生谷芽四钱　炒谷芽四钱　莲子十粒

佚名　居经不行已三阅月。呛咳内热，口渴引饮，饮食少进。肝郁化火，销铄肺胃阴液，肺失清肃之权，胃少冲和之气。脉来弦细而软。入夜神迷谵语，干血痨症已成。姑拟育阴制阳。

北沙参三钱　川贝母三钱　南楂炭三钱　女贞子三钱　大麦冬三钱　炙内金三钱　南沙参四钱　甜杏仁三钱　生甘草五分

川石斛四钱　鲜竹茹一钱半　生白芍一钱半　左牡蛎四钱　栝楼皮四钱　天花粉三钱　藕节一枚

佚名　阴血久虚，肝阳升腾无制，销烁肺阴。金受火刑，清肃无权。呛咳内热，口干头眩，卧难着右。居经不行已三阅月。脉来细弦而数，势已入损。治宜养血清肝，兼肃肺气。

冬青子三钱　生白芍一钱半　甜杏仁三钱　生甘草五分　甜川贝三钱　栝楼皮三钱　左牡蛎四钱　川石斛三钱　北沙参四钱　冬瓜子四钱

南京黄君仲贤之室　患呛咳气喘，内热汗多，时常咯血，精神委顿，四肢软弱无力，行动需人扶持，居经不行已经半载。予诊其脉细弱。此气液皆虚，阴血不注冲任，肝阳上灼肺阴，气失清肃，渐成干血痨症。治必培阴养气液，兼清肝益肺。月事能通，方有转机。遂用吉林参须五分、西洋参钱半、女贞子三钱、生杜仲三钱、蛤蚧尾三分、白芍钱半、川贝三钱、天花粉三钱、川石斛三钱、广皮白五分、毛燕三钱绢包煎汤。连服十剂，经血即行。再照方加大生地二钱、麦冬三钱。咳嗽止而饮食增，内热清而精神振，不过月余全安。

佚名　肝气上升，克脾犯胃；土受木制，运化无权；积湿生痰，阻塞气机。胸胁作痛，受寒咳嗽，湿痰凝结已著。脉来细弦，居经不行已历四载。治宜养血润肝，扶土化痰。

北沙参四钱　大白芍一钱半　金铃子一钱半　栝楼皮三钱

川石斛三钱　薄橘红八分　冬青子三钱　白茯苓三钱　甜杏仁三钱　左牡蛎四钱　冬瓜子四钱　生谷芽四钱

广东郑宝舟夫人　怀孕七月，发热，有汗不解，已经三候。咳嗽咯血，口渴引饮，舌苔黄腻。右乳生痛，块大如盘。外科敷以药，痛不可忍。自觉胎气下迫，儿足将近产门，有下坠之势。急延余诊，脉来浮洪弦滑。此邪热为痰所遏抑，无从外泄，势必深入，耗气灼营，致生外疡。阳明痰热蕴结已著，痰火交煽，伤及胎元，胎必下坠。夫胎元全赖母气安和，豁痰清热，以泄外邪，治母病正以保胎，舍此别无良法。遂用川石斛三钱、天花粉三钱、银花三钱、连翘钱半、生石膏八钱、生甘草五分、薄荷叶一钱、牛蒡子钱半、冬桑叶一钱、南沙参四钱、川贝母二钱、鲜竹沥四两、鲜芦根四两。连进二剂，汗出热退，咳嗽咯血已止，乳痛痛减块消，胎气亦安。惟口干苔黄，溲赤便结。邪热外解，而痰火未清，销烁津液，宣布无权。照前方去牛蒡、薄荷，加甘蔗四两，接服二剂，乳痛结块全消，渴止苔退，溲清便通。照前方去石膏、桑叶、银花、连翘、竹沥、芦根，加麦冬三钱、广皮五分。连服三剂而全愈。

江西王鹤龄之媳　怀孕八月，食入作吐，内热口干。脉来弦细。胃中气液皆虚，砥柱无权。方用别直参钱半、北沙参四钱、麦冬三钱、石斛三钱、甘草五分、陈皮五分、川贝母二钱、龙眼肉三枚。六剂而安。

安徽刘锡之夫人　难产腹痛一昼夜，人颇不支，延余诊之。脉来沉细。此气血皆虚，不能传送。用黄芪二两、党参八钱、甘草一钱、熟地二两、当归六钱、大白芍三钱、川芎钱半、生龟版一两、枸杞子六钱、菟丝子六钱、川贝母六钱、白蔻壳钱半、白茯苓六钱、车前子三钱。煎服一剂，顺流而下，母子俱安。

相任注：此即取蔡松汀先生原方加重加味，惟其力大，故能功捷。

江西曹瑞卿之夫人　分娩三日，即发热咳呛，脘痛口干。医用温散不效。改用补阴清热，热退半日，复热如前。因产后血虚，得补非不暂安，而邪热未能外泄，故热势复炽，医更用补阴益气，而热更壮，有汗不解，口渴引饮。延余诊之，脉来浮弦滑数。此邪热伤津，生津泄邪，其热自退。遂用川石斛三钱、天花粉三钱、生甘草五分、黑山栀钱半、淡豆豉三钱、甜杏仁三钱、冬瓜子四钱、鲜芦根二两。连服二剂，热退渴止而痊。

安徽程慕唐夫人　胸腹痛不可忍，内热口干，咳痰带血，饮食不进，已经六日，每日但进米汤数匙。已备后事。程氏请余往诊，以决行期，非敢望愈也。诊脉左关沉弦，右关细弱。此郁怒伤肝，阳升灼胃，气失降令。误投辛温下气，助肝火而劫胃阴，阴液将枯，木火愈炽，势虽危险，非死证也，尚可设法挽回。程氏喜出望外，请速处方。遂用白芍钱半、牡蛎四钱、酒炒黄连二分、吴茱萸一分、北沙参四钱、麦冬三钱、石斛三钱、甘草三分、广皮白五分。一剂，胸腹作痛即止，内热口干皆退。再剂，咳痰带血已止，饮食渐进。照方去黄连、吴萸，加毛燕三钱绢包煎汤代水。服十剂，饮食如常而愈。

镇江杨石泉之室　终日悲伤，必痛哭一次，方能安逸。遍治无功。余诊脉右寸实，左关弱。此肺实肝虚，金来克木。治必补肝泻肺。方用女贞子三钱、旱莲草钱半、小麦三钱、甘草五分、大枣二枚、桑白皮三钱、地骨皮三钱。连进八剂，病即霍然。

祖怡注：此用甘麦大枣汤与泻白散合方。加二至者，滋水以生木也。

南京李室女　神昏发厥，肢节抽掣。急延余诊，脉来左弦右滑。此肝风内动，挟痰上阻灵窍，神明无主。熄风化痰，兼通神明，尚可望愈。方用明天麻五分、钩藤钩钱半、生石决明四钱、苍龙齿二钱、黑料豆三钱、薄橘红一钱、法半夏钱半、川贝母三钱、僵蚕三钱、枳壳钱半、麦冬三钱、茯神二钱、竹茹钱半。一剂，厥止神清。照前方连服十剂而康。

广东郑宝舟夫人　因事惊恐，遂心慌不能自持，头眩眼花，汗多作呕，自觉欲脱，嘱余往诊，脉来沉细而弦。此惊恐动肝，阳升灼阴，津液外泄，气无所依，欲脱之象已著，所幸脉不洪大，一时或不致大变。急以人参三钱，煎汤与服。方用人参六钱、麦冬三钱、五味子五分、炒枣仁二钱、炙生地四钱、陈阿胶钱半、甘草五分。一剂病减，两剂全安。

上海陆彩宝校书　发热口渴，鼻衄，吐血三四盏，便血半桶，人事昏沉，嘱余诊之。脉来弦细。此邪从血泄，因失血过多，阴液伤残，最虑内风鼓动。用犀角尖五分、鲜生地四钱、牡丹皮二钱、赤芍药钱半、冬桑叶一钱、白茅根钱半、西洋参钱半、大麦冬三钱、川石斛三钱、川贝母二钱、甘草五分。两剂霍然。

佚名　阴血久虚，肝阳上灼胃阴，冲任失司，带脉约束无权。血崩成块，带下甚多，心悸内热，头眩眼花，肢节酸痛，腿足浮肿，脉来沉细而弦。治宜养血清肝，兼和胃气。

临时服方：

吉林参须八分　　西洋参一钱半　　大麦冬三钱　　阿胶珠一钱　　生甘草五分　　川石斛二钱　　陈广皮五分　　黑料豆三钱　　大生地三钱　　生杜仲三钱　　龙眼肉五枚

常服方：

吉林参须八分　　西洋参一钱　　大麦冬三钱　　阿胶珠一钱　　女贞子三钱　　旱莲草一钱　　剪芡实三钱　　怀山药三钱　　川石斛三钱　　陈广皮一钱　　生甘草五分　　燕窝根一钱半　　大生地四钱　　生杜仲三钱　　川黄柏五分　　生熟谷麦芽各四钱　　银杏肉十粒

佚名　阴血久虚，肝阳上升，挟素蕴之湿热，销烁胃阴心营，心肾不交，夜寐不酣，目燥喉痛，牙龈流血，作恶欲吐，腰酸带下，下体起颗作痒。脉细弦而数。治宜养阴清肝，化湿和胃。

鲜生地四钱　　玄参一钱　　北沙参四钱　　云茯神三钱　　女贞子三钱　　川石斛三钱　　川贝母三钱　　川黄柏五分　　川楝肉一钱半　　生

谷芽四钱　冬瓜子四钱　鲜竹茹一钱　大麦冬三钱　天花粉三钱
车前子二钱　珍珠粉五厘　犀牛黄五厘，二味过服

佚名　肝当冲脉，冲任隶于阳明。肝阳上灼胃阴，冲任
失司，带脉约束无权，月事淋漓，白带时下，乳胀内热，头
眩口干，腹痛作恶，纳谷无多，屡发喉痹，红肿作痛。脉来
细弦而数。治宜养血清肝，兼益胃阴。

生白芍一钱半　女贞子三钱　川楝肉一钱半　生甘草五分
西洋参一钱　京玄参一钱　鲜生地四钱　白茯苓三钱　川石斛三
钱　冬瓜子四钱　生谷芽四钱　鲜竹茹一钱　广皮白五分　莲子
十粒，去心

镇江崔芍轩之室　得一奇症，左少腹作痛，即有物坠出
阴户之外，其形如茄，脓血淋漓，痛不可忍，经三日脓血流
尽，而后缩入。月余再发，苦不胜言。遍访名医诊视，无一
人识其病者，就治于予。诊得右关脉来牢结，是湿热伤肝，
气滞血凝而成，如男子㿗疝之类。清泄肝经湿热，调气机而
化瘀浊，此患可除。用土瓜根五钱、金铃子三钱、山楂子三
钱、陈橘核三钱、细青皮一钱、郁金钱半、黑山栀钱半、枸
橘李三钱、京赤芍钱半。服三十剂，恙即霍然。

祖怡注：《金匮》土瓜根散方注"阴癫肿亦主之"，先生
有㿗疝妙想，而不泥其成法，可谓善用古方矣。

陈自明之室　分娩甫讫，即有骨针一支刺出阴户之外，
约长五寸，其色洁白，其光晶莹，以手摸之，痛不可忍，咸
以为奇。余用黑料豆四两，浓煎与服，约一时许，针即脱

落，长有一尺二寸，病即霍然。此盖受孕后房劳过度，精气凝结而成。豆为肾谷，料豆益肾，令肾气敷布，其针自落耳。

祖怡注：此症与王子方茎头红肿（案见奇病）同源异流。彼属气聚，此已形成，且在产后，故独用料豆直补肾气，肾气足，针自脱落，然而奇矣！按《本草》料豆主治妇人产后冷血，则料豆不独益肾，且通血脉。

三十七、儿　科

湖北余述珊之女　天痘八朝，浆清不绽，咬牙寒战，急延余诊，脉来细弱。此元气大虚，不能化毒成浆，必须大补元气，方可挽回。方用潞党参三钱、绵黄芪五钱、粉甘草一钱、关鹿茸一钱、当归三钱、川芎一钱、鸡冠血二滴。一剂，咬牙寒战皆止。再剂，浆色苍黄，痘疱起绽。照方去鹿茸、鸡冠血，加大枣三枚。连服二剂，痘疱概行结痂。改用银花三钱、连翘三钱、象贝母三钱、天花粉三钱、石斛三钱、桑叶钱半、生甘草五分、冬瓜子四钱、鲜竹茹一钱。服三剂[①]，痂落而安。

镇江游桂香之子　发热口干，苔黄溲赤，肢掣发厥，诊脉弦滑洪数，此急惊风也。邪热入里，三焦火盛，引动肝风上扰。治必生津清热，邪热外泄，肝风自平。方用天花粉三

---

① 剂：原作"钱"，据文义改。

钱、川贝母三钱、甘草三分、羚羊角一钱、冬桑叶钱半、薄荷叶一钱、酒炒黄芩一钱、黑山栀钱半、连翘钱半、竹茹钱半、鲜芦根二两。服二剂，汗出热退而安。

孟河王春发之子　肌热泄泻，肢瘛发厥，舌色淡红，唇口皆白，诊脉沉细，此慢惊风也。土虚木乘，培土植木尚可救。用党参三钱、茯苓二钱、白术一钱、甘草五分、陈皮一钱、炮姜炭一钱、炒白芍钱半、大枣三枚。二剂而愈。

三十八、喉　科

盛揆丞　杏荪之长子也。其令媛患喉症，红肿白腐，壮热口渴，咳嗽气喘，来势极险。揆丞因前两日次子患此症，已为药误，夜间亲自延余往诊。脉来浮弦滑数，此邪热挟秽浊，燔灼肺津，清肃之令不行，病势虽危，尚可补救。遂用鲜芦根二两、冬瓜子四钱、冬桑叶钱半、牡丹皮二钱、生石膏八钱、薄荷叶一钱、牛蒡子钱半、净连翘三钱、净银花三钱、马勃五分、象贝母三钱、栝楼皮三钱、人中黄五分、竹沥二两。进一剂，喘咳皆平。照方加犀角尖一钱、鲜生地三钱、川石斛三钱，服三剂，汗出热退，咽喉红肿白腐皆消。惟口渴引饮，此邪热外泄，而津液虚也。改用南沙参四钱、川石斛三钱、天花粉三钱、生甘草四分、甜川贝三钱、牡丹皮二钱、冬桑叶钱半、鲜竹茹钱半、鲜芦根二两、青皮甘蔗四两。服两剂，霍然而愈。同室患此症者，二十余人，皆以前法加减治愈，诚快事也。此亦庚子年事。

南京宗子荣之夫人　喉间腐烂作痛，内热口干，肢节疼不能动。余诊脉弦滑而数，邪热挟痰入络，治必清络泄热豁痰。方用羚羊角一钱、牡丹皮二钱、冬桑叶一钱、京玄参钱半、天花粉三钱、川贝母三钱、栝楼皮三钱、马勃八分、金银花三钱、连翘三钱、鲜竹茹一钱、鲜竹沥四两、芦根三两。进六剂而霍然。

佚名　肝阳上升之势已平，津液宣布，咽喉白腐，齿浮且痛，手足心热皆退。痰热虽化，而未尽净。脉弦已减，沉滑如常。治宜清化痰热，兼育阴制阳法。

　　南沙参四钱　京玄参一钱　鲜生地四钱　冬青子三钱　牡丹皮一钱半　生甘草五分　杭菊花一钱半　甜川贝三钱　栝楼皮三钱　川石斛三钱　天花粉二钱　冬瓜子四钱　生谷芽四钱　鲜竹茹一钱　荸荠五枚

常州盛杏荪之第四女　壮热无汗，红疹满布，咽喉红肿白腐，舌绛苔黄，诊脉浮弦洪数。温热中挟秽浊，气血皆受燔灼，非用大剂生津泄邪，两清气血，令邪热外泄，秽浊下行，势必深入至脏腑腐烂而后已。此症须照瘟疫例治，非寻常喉症可比。用生石膏三两、犀角尖一钱磨冲、酒炒黄芩一钱、丹皮三钱、牛蒡子三钱、薄荷叶钱半、银花三钱、连翘三钱、天花粉三钱、马勃八分、象贝母三钱、金汁二两、芦根四两、竹沥四两。进三剂，汗出淋漓，发热渐退。照前方加石斛五钱、桑叶三钱，进三剂，大便畅行，热势尽退。照前方去牛蒡、薄荷，加鲜生地四钱。咽喉红肿白腐皆消，惟口渴引饮，心烦不寐。改用天冬二钱、麦冬三钱、大生地三

钱、南沙参四钱、石斛三钱、天花粉三钱、川贝母三钱、竹
茹钱半、白芍钱半、甘草五分、青皮甘蔗四两。连进五剂，
遂愈。斯时盛氏本人传染是气，亦患喉症，状与前同。照前
法减轻治之，一候即痊。行辕患此病者，共四十余人，皆用
前法治愈。所不及救者，惟如夫人刘氏，邪未清而阳已越；
使女兰香，正不胜邪而内陷耳。

杭州程君质彬　病发热出疹，咽喉红肿作痛，口渴引
饮，苔黄带灰，呕吐黄黑水，势极危险，延余往诊。脉象弦
数。风邪化热，挟秽浊阻塞肺胃，肃降无权。法当生津泄
邪，清热解秽。方用牛蒡子钱半、薄荷叶一钱、川雅连一
分、淡吴萸一分、川石斛五钱、银花三钱、连翘钱半、象贝
三钱、马勃八分、人中黄八分、鲜竹茹钱半、冬瓜子四钱、
鲜芦根一两。进服一剂，呕吐咽喉作痛皆止。照前方加鲜白
茅根三钱。再进一剂，汗出热退而痊。

医案三十八门，每门资料虽不多，内容已颇可观。不但
内治各方，学理根据，变化规律，已是可法。就是偶用外
治，亦多有来历，靡不神效，不失晋卿公医醇家学之意。受
业子婿徐相任。

附录　新旧计量换算表

旧制计量	法定计量（克）	旧制计量	法定计量（克）
1 厘	0.03125	6 钱	18.75
5 厘	0.15625	7 钱	21.875
1 分	0.3125	8 钱	25
5 分	1.5625	9 钱	28.125
1 钱	3.125	1 两	31.25
2 钱	6.25	5 两	156.25
3 钱	9.375	8 两	250
4 钱	12.5	16 两	500
5 钱	15.625	1 斤	500